ACTIVA EL
SUELO PÉLVICO:
TU FUENTE DE ENERGÍA

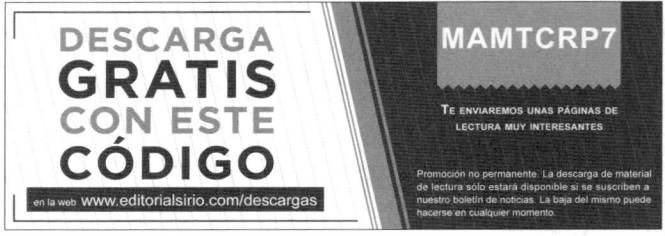

La información contenida en este libro se basa en las investigaciones y experiencias personales y profesionales del autor y no debe utilizarse como sustituto de una consulta médica. Cualquier intento de diagnóstico o tratamiento deberá realizarse bajo la dirección de un profesional de la salud.

La editorial no aboga por el uso de ningún protocolo de salud en particular, pero cree que la información contenida en este libro debe estar a disposición del público. La editorial y el autor no se hacen responsables de cualquier reacción adversa o consecuencia producidas como resultado de la puesta en práctica de las sugerencias, fórmulas o procedimientos expuestos en este libro. En caso de que el lector tenga alguna pregunta relacionada con la idoneidad de alguno de los procedimientos o tratamientos mencionados, tanto el autor como la editorial recomiendan encarecidamente consultar con un profesional de la salud.

Título original: The Power Source
Traducido del inglés por Alicia Sánchez Millet
Diseño de portada: Editorial Sirio, S.A.
Maquetación de interior: Toñi F. Castellón

© de la edición original
2019 de Lauren Roxburgh

© de la fotografía de portada
Annie McIwain

© de la presente edición
 EDITORIAL SIRIO, S.A.
 C/ Rosa de los Vientos, 64
 Pol. Ind. El Viso
 29006-Málaga
 España

www.editorialsirio.com
sirio@editorialsirio.com

I.S.B.N.: 978-84-18531-20-0
Depósito Legal: MA-424-2021

Impreso en Imagraf Impresores, S. A.
c/ Nabucco, 14 D - Pol. Alameda
29006 - Málaga

Impreso en España

Puedes seguirnos en Facebook, Twitter, YouTube e Instagram.

Cualquier forma de reproducción, distribución, comunicación pública o transformación de esta obra solo puede ser realizada con la autorización de sus titulares, salvo excepción prevista por la ley. Diríjase a CEDRO (Centro Español de Derechos Reprográficos, www.cedro.org) si necesita fotocopiar o escanear algún fragmento de esta obra.

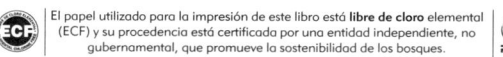

LAUREN ROXBURGH

ACTIVA EL
SUELO PÉLVICO:
TU FUENTE DE ENERGÍA

Cómo activar tu *core*, fortalecer el cuerpo,
liberar el estrés y realinear tu vida

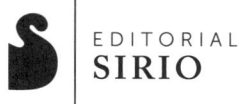

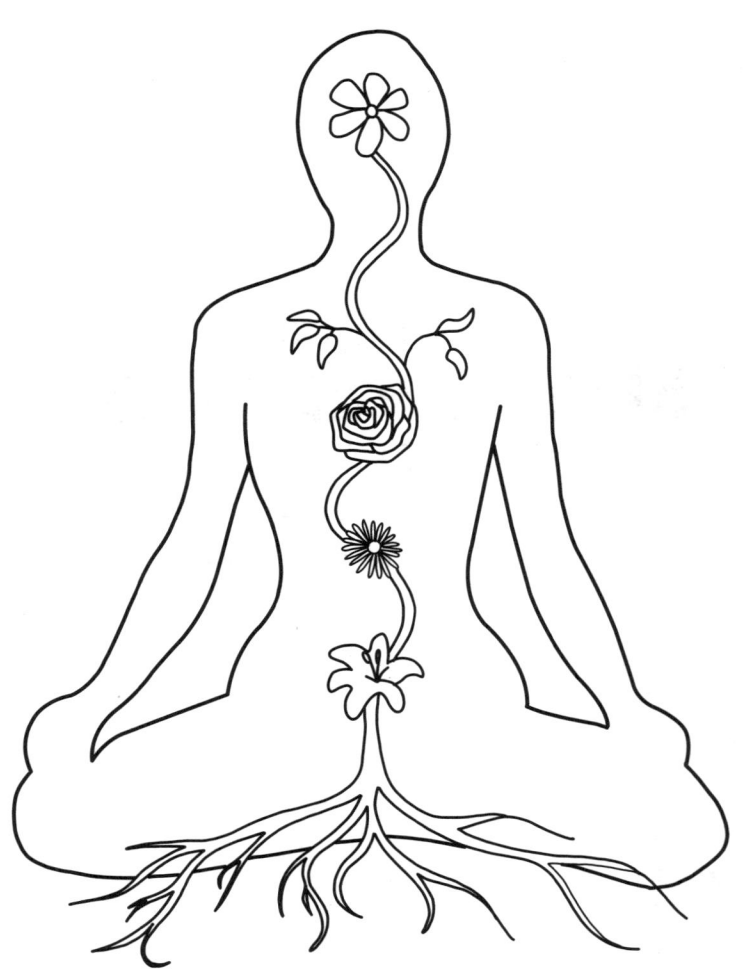

*Dedico este libro con amor a mi querido esposo,
Gus Roxburgh, y a nuestras fuertes y
vitales hijas, Cameron y James.*

*... Y a ti, querida lectora, ¡que despiertes tu suelo pélvico,
tu poder personal y tu amor hacia ti misma
y te prepares para la magia!*

Índice

Prólogo 11
Introducción 15

1. Todo empieza con el suelo pélvico 31
2. Cómo funciona todo esto 45
3. El centro de poder del suelo pélvico:
   el superpoder del despertar 59
4. El centro de poder del *core* profundo: el superpoder
   de la sensualidad 97
5. El centro de poder del *core* superior: el superpoder
   de la confianza en ti misma 127
6. El centro de poder del corazón y los hombros:
   desbloquea tu superpoder del amor 153
7. El centro de poder de la cabeza: el superpoder de la conexión 185

Conclusión 215
Agradecimientos 217
Índice temático 219
Sobre la autora 225

Prólogo

La pasada primavera, sentía que necesitaba un cambio. Durante más de una década, me había estado forzando a hacer ejercicios agotadores, había juzgado mi cuerpo, me había comparado con otras y siempre me sentía insatisfecha. La mayoría de las veces, al finalizar estas intensas sesiones sudoríferas me sentía exhausta, dolorida y decepcionada conmigo misma. Estaba convencida de que solo los ejercicios más competitivos y recomendados para quemar calorías podían ofrecerme los resultados que deseaba. «Para triunfar hay que sufrir», me decía a mí misma. El masaje, el hielo y el ibuprofeno eran lo único que podía contrarrestar mi respuesta corporal a mi ardua rutina. El ciclo era agotador y vivía desconectada de mi cuerpo.

No siempre había sido así. Fui bailarina cuando era adolescente. En aquellos tiempos, me encantaba moverme. Amaba mi cuerpo. Me fascinaba lo que podía hacer, lo fuerte que me sentía mientras me desplazaba por la pista, lo conectada que estaba con mi *core*,* cómo se estiraban y alargaban mis músculos. Empecé a

---

* Término que se ha popularizado recientemente en el mundo del *fitness* y que se usa en inglés. Literalmente significa 'núcleo' o 'centro'. En el ámbito del entrenamiento físico hace referencia a la zona central de nuestro cuerpo, es nuestro centro de gravedad, cuya función es mantener el equilibrio y la estabilidad del tronco, proteger los órganos y generar y transmitir fuerza a las extremidades. Está formado por estructuras musculares, articulares y óseas. Cuando hablamos de *core* nos estamos refiriendo a los músculos abdominales y lumbares, al suelo pélvico, a los glúteos y a la musculatura profunda de la columna (N. de la T.).

darme cuenta de que anhelaba volver a moverme de ese modo: realizar movimientos con los que pudiera sentirme mejor, no peor. ¿Cómo podía recuperar aquello?

Busqué a Lauren Roxburgh en Internet. Al principio, la etiqueté como la Chica del Rodillo,* y he de admitir que era escéptica. La idea de trabajar con un rodillo de espuma y una pelota blanda no me parecía especialmente interesante. Me preocupaba que dejar de hacer ejercicio intenso pudiera repercutir en mi cintura. Pero al cabo de una hora de estar con Lauren, sentí curiosidad. Con sus casi 1,82 metros de estatura y su gran sonrisa, es una persona que irradia amabilidad, inteligencia y fuerza. Escucha en la misma medida que habla. Cuando hablamos de movimiento, utilizó palabras como *fascia*, *sistema linfático* y *suelo pélvico*, todos ellos conceptos desconocidos para mí en aquellos tiempos. Pero, por alguna razón, confié en ella inmediatamente.

A través del trabajo corporal bajo su guía, empecé a liberar capas de nudos musculares y a restaurar la circulación sanguínea en zonas de mi cuerpo donde había estancamiento. Cuanto más se relajaban mis mandíbulas, más se tranquilizaba mi mente. A medida que mi sistema linfático despertaba, a través de elegantes movimientos, sesiones de cama elástica y cuidados personales, observaba que se me alisaba la piel. Cuanto más se reducía la tensión de mi diafragma, menos ansiedad tenía. Al ir deshaciendo los nudos musculares de mis hombros, se estiraban y tonificaban mis brazos, y bajaban mis hombros. Cuando los flexores de mis caderas empezaron a abrirse, las finas piernas de bailarina de las que tan orgullosa estaba de adolescente volvieron a aparecer. A medida que mi suelo pélvico iba soltando tensiones, sentía que se liberaban años de traumas enterrados. Empecé a sentirme más conectada con mi sensualidad.

---

* Hace referencia al rodillo de espuma que se usa para realizar ejercicios y automasajearse la espalda (N. de la T.).

Los movimientos de Lauren eran constructivos y restauradores. En vez de quedarme agotada después de hacer un ejercicio extenuante que no me gustaba, me daba cuenta de que, de pronto, estaba deseando asistir a mis sesiones de rodillo y cama elástica. Se convirtió en una especie de terapia. Me llevaba el rodillo a todas partes, a los hoteles de todo el país y a mi tráiler de rodaje. Recuperé la alegría del movimiento. Volví a encontrarme bien.

Luego, vinieron las afirmaciones. Al principio, me entraba risa. Lauren me dijo que, siempre que tuviera algún sentimiento negativo respecto a mi cuerpo, tenía que decir en voz alta: «Vivo en el cuerpo de mis sueños». Primero, me parecía ridículo, cómico, y me sentía incómoda. Pero había confiado en ella antes y me había funcionado, así que le di una oportunidad. Cada vez que era consciente de que empezaba una conversación negativa conmigo misma y de la ansiedad que me generaba, me la sacaba de encima repitiendo en voz alta: «Vivo en el cuerpo de mis sueños». Me pasó una vez en el supermercado, y una mujer que estaba cerca de mí comprando brócoli, me dedicó una sonrisa de asombro y asintió con la cabeza. Qué más da, lo que importa es que funciona. Bueno, tu cerebro se cree lo que le dices. Si le dices a tu cerebro que «nunca serás lo bastante buena», «nunca serás merecedora», «nunca tendrás el cuerpo que deseas» o «no deberías sentirte empoderada por tu sensualidad», bien, eso es lo que creerás. Cuando empieces a dirigirte a ti misma con amabilidad, con solidaridad (y como si lo que deseas ya se hubiera producido), reducirás tu ansiedad, reprogramarás tu cerebro, disminuirás tu estrés y bajarás tu cortisol. Con todo eso, tu cuerpo empezará a cambiar.

Mis amigos y amigas empezaron a decirme cosas como «pareces otra» y «tu energía es más tranquila, más centrada». Me sentía más segura de mí misma, no tenía miedo de ocupar mi espacio allá donde estuviera, también era menos reactiva y crítica conmigo y con los demás. Usaba una talla menos en mis tejanos desde que había comenzado a trabajar con Lauren, pero eso no es lo mejor.

Me siento más fuerte y más conectada con mi cuerpo que nunca. Ahora estoy a gusto en mi piel.

No se trata de trabajar duro —aunque el trabajo sea duro— sino de hacerlo con inteligencia. Se trata de trabajar *con* el cuerpo, no contra él. Los ejercicios de este libro son suaves, pero reducen la inflamación, trabajan la fascia y estiran los tejidos corporales para actuar sobre el metabolismo y calmar la ansiedad. No sucede de la noche a la mañana, pero este programa es eficaz y sostenible.

Ahora, supongo que si estás leyendo esto, puede que estés pensando: «Esto me parece una tontería». Pero también cabe la posibilidad de que si lo estás leyendo, sea porque estás buscando un cambio. Quizás te pase como a mí, que padeces dolor y buscas una vía más fácil hacia una solución mejor. Tal vez estés harta de hacer ejercicios extenuantes, de sentirte desconectada de tu sensualidad o de estar obsesionada con la idea de que «para triunfar hay que sufrir». Bien, ahora digo: «¿No me duele? Buena señal».

Ha llegado el momento de reconectar con tu verdadero yo, de descubrir tu cuerpo real, de deshacerte de cualquier cosa que suponga un lastre físico o mental y de crear más espacio en tu interior. Te parecerá increíble el maravilloso cuerpo que tienes debajo de esas capas de tensión. Creo en el poder de estar en armonía contigo misma y estoy deseando que experimentes los restauradores y rejuvenecedores resultados que puede proporcionarte *Activa el suelo pélvico*.

Emmy Rossum

Introducción

Antes de que pudiera aceptar mi vida y a mí misma por lo que soy realmente —antes de que fuera capaz de desprenderme de mis conceptos de lo que «debería ser» y aceptar lo que es— solía sentirme frustrada y decepcionada. Intentaba controlarlo todo y me aferraba a las cosas. Había sido nadadora del All-American[*] y era atleta universitaria, así que para muchos yo era el paradigma de la buena forma física. Pero mi cuerpo estaba tenso, pesado y contraído, igual que mi vida. Hasta que no supe relajarme físicamente, no fui capaz de empezar a hacerlo en otros aspectos. Aprendí a cambiar mi perspectiva, a aprovechar el estrés, a liberar emociones bloqueadas y, lo más importante, a renunciar a mi necesidad de controlar todas las situaciones. Aprendí a rendirme, a no meterme en batallas que no pudiera ganar y, en general, a dejar de excederme en mis esfuerzos. De este modo, empecé a vivir en un estado de sosiego, gratitud, gracia, aceptación, júbilo y conocimiento interior.

Sé que todo esto funciona, porque he creado patrones y hábitos nuevos en mi cuerpo y en mi vida. Hubo una etapa en la que mi día a día implicaba mucho dolor físico, tensión y miedo. Tenía la sensación de que para seguir adelante necesitaba hacer mucho esfuerzo, tanto físico como emocional. No me daba cuenta de que

---

[*] Término usado en Estados Unidos para referirse a un equipo cuyos miembros han sido seleccionados como los mejores atletas *amateur* de un deporte en particular o en una temporada en concreto. Fuente: Wikipedia (N. de la T.).

si era más permisiva, si me rendía y me acoplaba al fluir de la vida, todo mejoraría mucho, incluido mi estado físico.

Cuando cambié mi forma de ver las cosas, todo aquello que tanto había intentado modificar y contra lo que había luchado encajó espontáneamente. Igual de importante es el hecho de que todo aquello que no tenía que ser desapareció apaciblemente sin la ansiedad o los dolores que había sufrido hasta entonces. Había descubierto una forma mejor de vivir conmigo misma. De este modo, todo lo que formaba parte de mi vida se transformó. *Yo me transformé.*

Todos tenemos derecho a recibir los múltiples regalos que nos ofrece la vida. El problema es que con demasiada frecuencia interferimos en nuestro camino al obsesionarnos con una historia, un sistema de creencias o un programa. Al hacer esto le cerramos la puerta a la posibilidad y nos aferramos a la forma en que creemos que han de ser las cosas. Cuando hacemos esto, lo único que realmente conseguimos es crear bloqueos, tensión, más de lo mismo, más carencia y más agotamiento.

Cuando la gente usa expresiones como *déjalo correr*, *sé vulnerable* o *siéntete a gusto contigo misma*, tal vez te parezcan muy abstractas. Pero en realidad es algo que se puede hacer todos los días de una manera muy pragmática y que te llevará a tu destino, sin necesidad de usar una larga lista de cosas pendientes. No solo eso, sino que probablemente sea más sencillo de lo que piensas. Aquí de lo que se trata es de que profundices en tu estado de conciencia, que te abras a las posibilidades, que te relajes en tu increíble persona, que estés más presente y que dejes de luchar y te integres en el fluir de la vida, en lugar de aferrarte a hacer que las cosas sucedan.

Entrégate a la gracia y a la fuerza

Si has comprado este libro supongo que es porque estás buscando respuestas que todavía no has encontrado.

Tal vez padezcas dolor físico crónico, inflamación o hinchazón; quizás te sientas desconectada de tu cuerpo o estés tensa. Esto puede incluir dolor en la zona inferior de la espalda, en el cuello o en las mandíbulas, o dolor en las relaciones sexuales. Puede que tengas algún tipo de inflamación intestinal, sientas la desagradable sensación de estar siempre hinchada, notes que tu suelo pélvico está débil o no puedas adelgazar. Tal vez ni siquiera puedas respirar de manera profunda. Esto también se puede manifestar emocionalmente, ya sea como ansiedad, depresión o una sensación constante de estrés o de culpa. Quizás sea algo más sutil que todo esto y se manifieste como una molesta sensación de que te has alejado de tu camino. Pero no estás segura de cuál es tu camino o de cómo regresar a él. Debido a esto, puede que tengas la necesidad de aferrarte y controlar, en lugar de vivir en un estado de gratitud, permisión y gracia.

Como nos pasa a muchas de nosotras, puede que vivas en un estado de contención constante, que repercute en tu cuerpo y en tu vida. Esto se puede expresar de un modo muy palpable, como es la tensión y la rigidez que generas en tu cuerpo, que a su vez provoca agarrotamiento muscular, y en el aspecto emocional, procurando ser de cierto modo o intentando aferrarte a una forma de ser, en lugar de aceptarte y amarte tal como eres, y aceptar el lugar donde te encuentras.

La vida tiene sus propios altibajos, y cuando pretendemos vivir una vida perfecta (la cual no existe), intentamos ser lo que no somos o procuramos adaptarnos a los criterios de los demás, todo se vuelve más tenso, más denso y se bloquea. Sinceramente, es agotador. Nos desconectamos de nosotras mismas, de nuestro propósito, del mundo y de nuestra vida. Nos afecta de un modo muy real en todos los niveles.

Nuestro objetivo es ayudarte a que te permitas vivir en tu increíble cuerpo con naturalidad y gracia, y que experimentes la vida que realmente deseas sin *forzar* la existencia de dicha vida. Pero para ello, primero has de definir el tipo de vida que quieres y estar en sintonía con tu auténtico yo. Solo entonces desaparecerá todo lo demás. Para entender cómo quieres que sea tu vida, has de ser capaz de crear un espacio en tu interior donde puedas escuchar y conectar. Has de ser capaz de sentir y escuchar más allá del estrés, la presión y los obstáculos de la vida cotidiana, y entender realmente qué está sucediendo en tu interior. Has de poder escucharte a *ti* misma. Has de abandonar el control y el aferramiento, y sencillamente ser la hermosa persona que hay debajo de toda esa densidad y diálogo negativo contigo misma.

Esto se puede aplicar tanto al aspecto físico como al emocional y el energético. De la misma manera que la mayoría vivimos silenciadas por el estrés, las presiones y las emociones bloqueadas, muchas hemos sufrido alteraciones físicas debido a la tensión y el apego. En algunas mujeres se manifiestan en unos kilos de más, que no se pueden sacar de encima, hagan lo que hagan. En otras, aparecen en forma de nudos musculares, tensión y dolor. Y en otras, se presentan incluso como enfermedades. En este libro aprenderemos a liberarnos de esa gruesa y densa armadura de tensión que suele existir en nuestro tejido conjuntivo. La capa de tejido conjuntivo de nuestro cuerpo es donde almacenamos toda la energía emocional y física reprimida, que hemos ido acumulando con los años. Tomando conciencia y con unos pocos cambios diarios, podremos sentir la libertad, la fluidez, el espacio y la ligereza en un aspecto muy físico. Cuesta imaginar lo liberador que resulta esto. Pero, pronto, lo descubrirás por ti misma.

En las siguientes páginas, te enseñaré a despertar tus sentidos para que vivas el momento presente. Despertarás a las sensaciones, al movimiento, a los olores y a los sabores. Las técnicas que incluyo aquí han sido creadas para ayudarte a revivir tu verdadera esencia, a desbloquear tu potencial puro y a permitirte experimentar el poder de estar presente y tu propio poder personal. Esto es un trabajo interior. Nadie puede hacerlo por ti. Cuando lo hagas, crearás un estado de conciencia que te permitirá atraer a tu vida a las personas, experiencias y relaciones correctas. Aprenderás a actuar desde el corazón para crear cambios tangibles en tu cuerpo y en tu vida.

Vivimos una gran parte de nuestro tiempo en un estado de inconsciencia. Hemos desarrollado patrones, programas, bucles mentales y hábitos para ir con el piloto automático. Es como conducir, no piensas en girar el volante o en pisar el freno; simplemente, lo haces. La única forma de realizar cualquier cambio corporal, en tu entorno y en tu vida es conectando con tu subconsciente profundo. Conectamos con esta parte de nuestro ser mediante la presencia y el silencio interior. El cerebro genera patrones eléctricos denominados ondas cerebrales, y en las investigaciones más recientes se ha descubierto que cuando nos adentramos en un estado más lento, tranquilo y silencioso, nos es más fácil acceder a la mente subconsciente y hacer los ajustes positivos necesarios para mejorar en todas las áreas de nuestra vida.

Contémplalo de este modo: tu mente consciente controla tus pensamientos y la subconsciente tus sentimientos. Para crear un cambio real, duradero y transformador, tu cuerpo, tus pensamientos, tus emociones y tus acciones han de guardar coherencia con tus objetivos. Tus mentes consciente y subconsciente han de trabajar al unísono. No tienes que pensar solo en tus propósitos, sino *sentirlos* en tus células. Solo entonces se produce el cambio.

Si, por ejemplo, decides que vas a desarrollar el hábito de practicar diez minutos de meditación cada mañana, y te comprometes verdaderamente con la decisión de invertir en ti misma, puedes crear ese hábito meditando cada mañana hasta que se convierta en una programación inconsciente, como lavarte los dientes después de desayunar. Pero si te limitas a pensar: «quizás debería meditar», y te quedas en eso, es bastante probable que nunca llegue a convertirse en parte de tu ritual diario. Estarás intentando trabajar únicamente desde tu mente consciente, sin integrar la práctica en la subconsciente.

En este libro, crearás unas nuevas bases de dentro hacia fuera para fusionar tus mentes consciente y subconsciente. Esto incluye combinar prácticas mentales y físicas, *mindfulness* (atención plena) e incluso alguna terapia alternativa. La información que obtendrás en este libro bebe de las fuentes del pensamiento oriental y occidental, es un puente entre la ciencia y la espiritualidad. Aprenderás a concentrar tu visión en la dirección más positiva, a vivir de una manera más auténtica, a respirar más profundo, a convertir el estrés en motivación y a reforzar tu suelo pélvico (esto puede parecer extrañamente específico, pero pronto veremos por qué esta zona corporal es tan importante para nuestro bienestar holístico). Te darás cuenta de las cosas que puedes cambiar para rejuvenecer tu cuerpo y vivir la fluidez de la facilidad, la alegría y el sentido. A partir de ahí, empezaremos a crear hábitos inconscientes a través de una serie de prácticas de tomar conciencia y de estar presentes.

¿Por qué el suelo pélvico?

Mi madre era modelo y actriz, y estaba muy pendiente de su aspecto físico. Al haber crecido en este ambiente, no es de extrañar que desde la adolescencia haya estado muy concentrada en mi cuerpo. Como atleta, siempre intentaba ser más fuerte y encarnar el modelo de la buena forma física. El tipo de fuerza que creaba era forzado y denso. No me parecía adecuado para mí, a pesar de que había decidido conscientemente trabajar ese fortalecimiento y que había invertido mucho esfuerzo en ello.

A los veintitantos años, empecé a estudiar integración estructural, un tipo de medicina alternativa que se enfoca en el tejido conjuntivo de nuestro cuerpo (también conocido como fascia). Esto cambió mi vida por completo. Cuando hacía mi entrenamiento, un profesor me dijo que tenía una de las mandíbulas y suelos pélvicos más rígidos que había visto jamás. Con lo que ahora sé, no me extraña. Aparte de todos los ejercicios forzados que estaba haciendo, mi matrimonio no funcionaba, mi madre se estaba muriendo de cáncer y tenía graves problemas económicos en mi negocio.

La mayoría de las veces no me encontraba demasiado bien y siempre estaba rígida y tensa. Todo mi cuerpo se había blindado, debido a la mezcla de ejercicios extremos que realizaba y a la tensión que reinaba en mi vida. Durante mi aprendizaje en integración estructural me di cuenta de que todo lo que había hecho era de cara al mundo exterior, en lugar de vivir auténticamente desde mi corazón y mi instinto. Comencé a profundizar en mi práctica de cuidarme y aprendí que, como seres humanos, estamos todos conectados y que todo es energía. Empecé a estudiar física cuántica y la ley de la atracción. Entonces, se me encendió la bombilla. Me di cuenta de que los pensamientos se convierten en hechos, que la energía atrae energía similar y que somos mucho más poderosas de lo que nos han hecho creer.

A los pocos días del fallecimiento de mi madre, en 2010 (más o menos, al mismo tiempo que recibía mi certificado de terapeuta de integración estructural), su espíritu me guio hasta una extraordinaria librería en Topanga (California), que se llama Inn of the Seventh Ray [La posada del séptimo rayo]. El libro *Anatomía del espíritu*, de Caroline Myss, literalmente, se cayó del estante delante de mí. Cambió por completo mi vida y mi opinión sobre el tremendo poder de nuestras emociones, especialmente en lo que respecta a la salud y a la vitalidad de nuestro cuerpo y nuestra verdadera plenitud en la vida. Cambié mi visión y la focalicé hacia la conexión cuerpo-mente-corazón y la sanación holística. Mientras que el trabajo que había estado realizando hasta entonces con mis clientas se centraba únicamente en su salud física, ahora estaba empezando a ayudarlas en su salud emocional. Me centré en la sanación y en la interiorización para contemplar el cuerpo y el bienestar desde una perspectiva holística.

A medida que profundizaba en la dinámica física, mental y emocional, y en las conexiones en el interior del cuerpo humano, fui siendo cada vez más consciente de la enorme importancia del suelo pélvico. También empecé a darme cuenta del estado del suelo pélvico de mis clientas y cómo se relacionaba con otros de sus trastornos corporales y emocionales. Puesto que muchas hemos perdido nuestra conexión con esta poderosa área de nuestro cuerpo, también hemos perdido la habilidad de relajarla conscientemente. Si no hay conexión, perdemos sensibilidad, tono, resiliencia y flexibilidad en el suelo pélvico. Si no podemos conectar con él, tampoco podemos hacerlo con la musculatura profunda de nuestro *core*. Esto, sin duda alguna, hace más difícil que sintamos y tonifiquemos nuestro cuerpo, pero también nos debilita e inicia toda una serie de reacciones en cadena —biológicas, neurológicas y emocionales— que impiden que logremos un bienestar dinámico y holístico.

Cuando perdemos la conexión con esos músculos profundos, se vuelve muy difícil relajar esa zona. Esto significa que el suelo pélvico se vuelve hipertónico o permanentemente tenso. Imagina que siempre estuvieras sacando el bíceps y que no lo relajaras nunca: los músculos se debilitarían, agotarían y desconectarían. Esto es lo que hacemos constantemente la mayoría con nuestro suelo pélvico. Si hicieras lo mismo con tu bíceps, al cabo de un tiempo, perderías flexibilidad, fuerza y la capacidad de relajarlo. Esto es más o menos lo que le sucede a nuestro suelo pélvico. Hasta que te das cuenta del estrés y de la tensión de la zona y haces algo para aliviarla. Una parte de este proceso es relajar y aflojar voluntariamente estos músculos, y a continuación dirigir la energía para crear fuerza.

En las tradiciones orientales, al suelo pélvico se lo conoce como el chakra raíz: el lugar donde retenemos nuestros miedos; concretamente, los miedos relativos a nuestros instintos básicos, como la salud, la seguridad de nuestra familia y nuestra seguridad económica. Es donde procesamos las emociones y albergamos nuestras reacciones de lucha o huida. ¿Conoces el sentimiento de cuando alguien te corta el paso mientras estás conduciendo, recibes malas noticias o estás a punto de encontrarte en una situación de mucho estrés? Esto puede ocasionar que contraigas tu suelo pélvico.

Se habla mucho de salud holística, pero nunca del suelo pélvico. Si no hablamos de él, no es realmente holística. Nos estamos saltando toda una zona primordial y de energía de nuestro cuerpo, que influye de gran manera en nuestro bienestar físico, emocional y energético.

En 2014, publiqué un artículo en Goop* sobre mis revelaciones respecto a la conexión entre el suelo pélvico, el cuerpo-mente, la fascia y el estrés. Me quedé anonadada por la respuesta de los lectores y por cuántas personas —especialmente mujeres— se identificaban con lo que estaba diciendo.

Se abrieron las compuertas. Empezó a llegar gente de todo el mundo que quería trabajar conmigo, y mi volumen de clientas era tal que tuve que remitir algunas a otros profesionales. En aquel tiempo había muy pocos profesionales que trabajaran con el cuerpo o fisioterapeutas que entendieran la conexión cuerpo-mente, en lo que respecta al suelo pélvico. Cuatro años más tarde, esto comenzó a cambiar.

No estoy afirmando que nunca *nadie* hubiera abordado la salud holística a través del prisma del suelo pélvico. Sí se había hecho, pero no para todos los públicos, al menos en mi país. En Francia, por ejemplo, los seguros médicos hace mucho tiempo que cubren la rehabilitación del suelo pélvico después de haber tenido un hijo. En Estados Unidos, estamos más retrasados en este tema que en otras partes del mundo, y ha llegado el momento de que nos pongamos al día. Hay muchas mujeres que no llegan al orgasmo o que padecen incontinencia, dolor en la zona inferior de la espalda, un

---

* Compañía estadounidense de salud natural propiedad de la actriz Gwyneth Paltrow. Fuente: Wikipedia (N. de la T.).

core profundo débil, la temida barriga posparto, la barriga de la mediana edad o relaciones sexuales dolorosas. Y esto son solo ejemplos de problemas que están *claramente* relacionados con el suelo pélvico. Hay mucho más. La salud de nuestro suelo pélvico tiene un significativo efecto goteo* sobre la salud de todo nuestro cuerpo, nuestro ser y nuestra vida emocional.

Actualmente, mi práctica se basa en fomentar el desarrollo y el poder personales, y la armonía** en todas las áreas de la vida y del ser. Mi objetivo es ayudar a todas las mujeres a cambiar el paradigma de que hemos de abusar de nuestro cuerpo y de nosotras mismas para obtener resultados. Tanto en mi vida personal como en la profesional con mis clientas, me he dado cuenta de que solo vemos resultados verdaderos cuando decidimos emocionalmente que queremos transformarnos y hacer cosas que nos beneficien y enriquezcan. Por obvio que parezca no es una práctica generalizada entre los occidentales.

El resultado final de este trabajo es que las mujeres experimentan un gran cambio. Conectan con un lugar de conocimiento interior, aumentan su sensibilidad, permiten que lleguen cosas buenas a su vida y aprenden a aceptar, a sentir la gracia y a fluir. Experimentan un poderoso cambio en su actitud mental que las ayuda a salir

---

* Expresión del campo de las ciencias económicas conocida también como efecto derrame o teoría del derrame, es decir, algo que empieza desde lo más alto se difunde a todo el sistema (*Cambridge Dictionary*). En este caso, se refiere a que lo que le sucede al suelo pélvico afecta a todo lo demás (N. de la T.).

** *Alignment*, en inglés. Literalmente 'alineación', palabra muy utilizada actualmente en el ámbito del crecimiento personal. En muchos casos, cuando se habla de «estar alineado» se está haciendo referencia a un estado de unidad interior, es decir, que estás conectada con tu propia esencia y valores más profundos, y obras de acuerdo con ellos. Pero también se habla de «alinear los chakras», que, en realidad, significa compensar o equilibrar su energía. A fin de plasmar mejor la riqueza de matices que abarca esta palabra para los anglosajones, y evitar confusiones, dado que la autora la emplea con muchas connotaciones distintas, hemos optado por utilizar otros términos o expresiones que transmitan mejor el estado de armonía interior al que hace referencia la autora. No obstante, cuando se refiere a aspectos puramente físicos de alineación corporal, hemos respetado el uso de esta palabra (N. de la T.).

del estado de estrés por fatiga adrenal y les permite mejorar, estar presentes y conectadas. Empiezan a resetearse, se encuentran de maravilla con su cuerpo y viven con más sentido y gratitud.

Los seres humanos no estamos preparados para estar continuamente haciendo. Cuidarnos, animarnos, permitir, escuchar y limpiar siempre nos conducirá a nuestro objetivo final con más facilidad y eficacia que aferrarnos, luchar, controlar y forzar. Nuestra intención es aprender a fluir, no a oponer resistencia.

Un rápido mensaje a vosotras, madres: la recuperación del suelo pélvico tras el embarazo y el parto

Muchas mujeres oyen hablar por primera vez del «suelo pélvico» cuando pasan por la experiencia de dar a luz. Dado que este es la esencia de todo lo que vamos a hablar a continuación en las siguientes páginas, es importante conocer cómo se ve afectada esta zona de nuestro cuerpo durante el embarazo y el parto, porque es innegable que tener un bebé puede influir en todo nuestro sistema y, por supuesto, en el suelo pélvico. (Recuerda que todas las técnicas e información que contiene este libro son para ti, no importa si has tenido hijos o no).

Durante el embarazo, los músculos, tejidos y nervios del suelo pélvico se estiran y son empujados hacia abajo debido al peso del bebé. Esto se agrava por el aumento de la hormona relaxina, que permite que te dilates todavía más. Y no es más que el principio. Durante el parto, el suelo pélvico se abre y se expande, lo cual, después del embarazo y el nacimiento, puede generar tejido cicatricial (que es considerablemente más denso que el habitual), ocasionar traumatismos y dañar las terminaciones nerviosas en esta área. Resumiendo, tu cuerpo —especialmente el suelo pélvico— sufre muchos percances para conseguir el milagro de dar a luz.

En algunos países, los seguros médicos cubren los costes de la terapia de recuperación del suelo pélvico. En Estados Unidos, no se ofrecen demasiados servicios posparto, después de la visita reglamentaria al obstetra-ginecólogo a las seis semanas. Incluso en dicha visita, los profesionales básicamente revisan los ovarios, no el suelo pélvico. Nadie nos enseña a sanar nuestro suelo pélvico o, lo que es más, ni siquiera nos hablan de la necesidad de sanarlo, restaurarlo y reconectar con él. Nadie nos dice que un suelo pélvico no recuperado afectará al resto de nuestro cuerpo en todas las formas que mencionaré en este libro.

Todas las mujeres necesitamos un tiempo de recuperación después de dar a luz, que debería ser de un mínimo de seis a ocho semanas. Durante este período, la mayoría experimentamos sensaciones que pueden ir desde el malestar hasta el dolor, pasando por la habitual incontinencia. Para todas, esto debería ser un período de recuperación y descanso que no conllevara mayor esfuerzo físico que caminar un poco.

Si tras estas primeras semanas sigues con incontinencia, dolor en la zona lumbar o tensión en las caderas, es una señal de que tu suelo pélvico no ha sanado o no lo ha hecho correctamente. Por desgracia, muchas mujeres piensan que eso va a ser lo normal en sus vidas. ¡No tiene por qué ser así!

He tenido muchas clientas que me han comentado que les habían dicho que la incontinencia era algo que tendrían que asumir y con lo que tendrían que convivir después del parto. Esto no es así en absoluto. De hecho, he ayudado a estas mujeres mediante una mezcla de conciencia corporal, conexión con el *core* pélvico, contracción y relajación de Kegel,* sentadillas profundas, *body rolling*,** saltos suaves y respiración diafragmática.

---

* Ejercicios de contracción y relajación del músculo pubocoxígeo, que sirven para fortalecer los músculos pélvicos. Se utilizan para tratar alteraciones como la incontinencia urinaria y facilitar el parto. Fuente: Wikipedia (N. de la T.).
** Trabajo corporal en el que se utiliza un balón blando de tamaño pequeño; no es pilates ni yoga, es un sistema de automasaje y autosanación, que trabaja a nivel profundo (N. de la T.).

Afortunadamente, aunque no se habla mucho del tema, ahora hay más oportunidades que nunca para la recuperación del suelo pélvico después del parto. Entre las ofertas se encuentra el yoga posnatal, saltos suaves en cama elástica, clases de pilates, fisioterapeutas especializados en el suelo pélvico e incluso programas *online* que se centran en la recuperación pélvica.

Lo cierto es que se debería revisar el suelo pélvico a todas las mujeres que han dado a luz y hacerles seguimiento. Todavía no hemos llegado a eso, pero con estas modalidades estamos en la dirección correcta.

No enseño nada que yo no practique. En mi caso, fue la maternidad lo que me condujo al tipo de transformación que comparto en este libro. Estar con mis hijas ha hecho que viviera más el presente. Hice un esfuerzo coordinado para estar verdaderamente con ellas, gracias al cual no solo estuve conmigo misma, sino que aprendí mucho sobre mí. Quería educarlas desde la serenidad, el afecto y siendo consciente, así que lo primero que hice fue buscar la manera de alcanzar yo misma ese estado. Antes de tener a mis hijas, vivía como un hámster en su rueda, sin parar, pero sin ir a ninguna parte. Siempre estaba ocupada, estresada y tenía prisa. Vivía con tensión y dolor constante, y en general, me sentía más gruesa, densa, pesada y agotada.

No tienes que ser madre para tener esta experiencia transformadora, por supuesto. Basta con que tomes una decisión. Has de optar por abandonar la actitud de supervivencia y adoptar la de sanación, prosperidad y creatividad. Para conseguirlo basta con que decidas hacerlo. Hoy en día, la mayoría sufrimos estrés y estamos ocupadas por defecto, incluso somos sus víctimas. Vivimos en una sociedad donde el estrés se ha convertido en una excusa para evitar determinados asuntos, como afrontar nuestros verdaderos sentimientos. Lo cierto es que siempre podemos elegir. El estrés es una elección, aunque si lo elegimos el suficiente número de veces, con el tiempo, se convierte en una reacción inconsciente, y vivimos con miedo. Existe una correlación directa entre el estrés y el miedo, porque el primero es una respuesta de lucha o huida. Sentir estrés es algo innato, es un mecanismo de defensa que se remonta a nuestros antepasados de las cavernas. Cuando nuestro cuerpo está estresado, interpreta el estrés como miedo.

Has de elegir cómo reaccionar a una situación. Todos los días has de decidir qué haces con tu vida. Puede que no siempre te apetezca hacerlo, pero la verdad es que el poder está siempre en tus manos. Sin embargo, antes de que puedas conectar con él, primero has de elegir querer esa conexión, ser consciente y estar presente, escuchar tus sentimientos internos y volver a conectar contigo misma. Es una decisión que tendrás que seguir tomando, segundo a segundo, hasta que, al cabo de un tiempo, ya no tengas que elegir. Por el contrario, es una forma de vida y de sentirte libre.

Juntas pasaremos de vivir en modo supervivencia a gozar de un lugar de tranquilidad, seguridad, fluidez y armonía. Pero primero deberás tomar esa decisión. Asimismo, te voy a dar algunas técnicas sencillas y prácticas para recuperar tu suelo pélvico, si has sido madre, y la buena noticia es que se trata de una parte de nuestro cuerpo marcadamente resistente, con una capacidad de recuperación casi milagrosa.

Qué podemos esperar

La verdad es que hay muchas formas distintas e igualmente válidas de contemplar la vida y el mundo. Me he dado cuenta de que cuanto más abierta estoy a diferentes filosofías y escuelas de pensamiento, más se enriquece mi vida. En mi práctica, estoy a caballo entre Oriente y Occidente, y me apasiona combinar la ciencia con la espiritualidad. Me fascina la biología corporal, pero también creo que somos seres energéticos y que la medicina holística e integrativa puede sanarnos. Cuando tomamos diversos elementos de varias escuelas de pensamiento, podemos empezar a sanar, reforzar y alinear nuestro cuerpo y todo nuestro sistema de una manera holística, interna y externamente.

No tienes que cambiar tus circunstancias personales para encontrarte mejor y experimentar la vida. Se trata de que vuelvas a formular cómo te *sientes* respecto a donde te encuentras en estos momentos y lo que tienes *ahora mismo* y que creas que existen infinidad de oportunidades. Este salto cuántico permitirá que lleguen cosas buenas a tu vida. Más de lo que probablemente puedas llegar a imaginar en estos momentos.

Trabajaremos juntas cada área de tu cuerpo, empezando por el suelo pélvico. Hablaremos de cómo influye este en todas las demás áreas y de qué manera retenemos tensión, miedo y estrés en cada una de ellas. Explicaré cómo nos afecta esto física, emocional y energéticamente. Y lo más fascinante de todo, te explicaré los distintos superpoderes que existen en esta zona de nuestro cuerpo y te daré las llaves para liberarlos. Te ayudaré a eliminar el lastre de los bloqueos, los miedos, las tensiones y la inflamación, y los sustituiré por poder, fuerza, seguridad, energía potente y motivación.

Este libro te llevará al presente despertando tus sentidos. Las técnicas que incluyo en estas páginas te ayudarán a recuperar tus sensaciones corporales, que, a su vez, aumentarán tu poder a la hora de tomar decisiones y liberarán tu pesada carga emocional y de tensión innecesaria. Empezarás a entender que tienes verdaderos superpoderes, de los cuales no eras consciente en absoluto. Aprenderás que lo único que puedes controlar son tus reacciones y elecciones, e irás tomando decisiones más poderosas que te facilitarán las cosas y mejorarán tu vida emocional y física.

CAPÍTULO 1

Todo empieza con el suelo pélvico

No hace demasiado tiempo, mantuve una conversación con una mujer que acababa de conocer en una cena. Como suele suceder cuando la gente se entera de a qué me dedico, empezamos a hablar de una molestia que padecía. Esta mujer me dijo que tenía un nudo muscular crónico en el hombro y que ya no sabía qué hacer para eliminarlo. Si alguna vez has tenido un nudo de tejido cicatrizal en el hombro (o en cualquier otro lugar), sabrás exactamente lo molesto que es y lo frustrante que resulta. ¿Puedes vivir con ello? Bueno, por supuesto. Pero siempre notarás un malestar en segundo plano, como un desagradable zumbido que nunca desaparece.

Esta mujer lo había probado todo. Había ido a los mejores masajistas, sanadores, fisioterapeutas y balnearios. Tenía constancia y disciplina en sus intentos de deshacer dicho nudo definitivamente. Por más tratamientos o terapeutas que probara, no cambiaba nada. El nudo permanecía allí.

—Déjame probar algo —le dije.

Le pedí que se sentara, me puse detrás de la silla y apoyé mis manos sobre sus hombros.

—Ahora, haz un ejercicio de Kegel y contrae tu suelo pélvico. Mantén la contracción y afloja suavemente, relaja y siente como se abre y se ablanda. Y ahora suaviza y relaja una capa más —le pedí.

Hizo una breve pausa tras haberle dado las instrucciones, como hace la mayoría. Sin embargo, estaba tan desesperada por librarse de esa molestia que acarreaba desde hacía tanto tiempo que estoy bastante segura de que esta mujer habría hecho cualquier cosa que le pidiera, por «rara» que le pareciera.

Hizo la contracción y su correspondiente relajación. Lo sé porque inmediatamente noté cómo se aflojaban sus hombros.

Como les sucede a la mayor parte de las personas con las que trabajo, se quedó totalmente anonadada. Según ella, yo le había echado algún polvo mágico o me había sacado de la manga algún truco para deshacer nudos. No se podía creer que después de todo lo que había probado y de todo el dinero que se había gastado en el proceso, bastaba con tomar conciencia de la base de su *core* (suelo pélvico) y con la conexión neuromuscular que aporta un ejercicio de Kegel para aliviar su rigidez, dolor y molestia.

Lo que hago nada tiene que ver con la magia. Es mejor aún, todo se reduce a la ciencia, la biología, la fascia y el sistema nervioso.

La conexión del suelo pélvico

Los hombros y la mandíbula no son las únicas partes de nuestro cuerpo que reciben la influencia de la conexión del suelo pélvico. Todo nuestro cuerpo está bajo esa influencia. Todavía hay más, nuestro suelo pélvico no solo afecta a nuestro bienestar físico, sino a nuestra salud emocional. De hecho, es la esencia de la famosa conexión cuerpo-mente de la que tanto se habla en nuestros días.

En breve, veremos *por qué*. Antes que nada, hablaremos de los beneficios que obtendrás, cuando empieces el trabajo de conectar, despertar y sanar tu suelo pélvico para armonizar tu cuerpo y tu vida. Notarás:

- Más flexibilidad.
- Metabolismo más activo.
- Menos tensión y dolor en la zona lumbar.
- Cara, frente y mandíbula más relajadas.
- Mayor disfrute en las relaciones sexuales.
- Vientre más plano.
- Alivio de la rigidez general, incluidos los nudos y el dolor persistente.
- Más movilidad.
- Mejores digestiones y sistema inmunitario más fuerte.
- Un cuerpo más esbelto y sin grasa,
- Una piel brillante y rejuvenecida.

Verás que los ejercicios de este libro, a veces, parecen más magia que ciencia. Aunque la ciencia y la biología son los pilares de lo que vamos a tratar, aquí lo más importante es tomar conciencia y la *práctica*. Antes de que puedas liberar y optimizar el bienestar de tu suelo pélvico, primero tendrás que sentirlo y conectar con él. La mayoría estamos totalmente desconectadas de esta zona de nuestro cuerpo. Por este motivo, nos contraemos inconscientemente y almacenamos mucha tensión y rigidez en ella; esto congestiona todo nuestro organismo provocando una reacción en cadena que se extiende hasta el cráneo. Aliviar esta situación es bastante simple cuando sabes qué tienes que hacer, pero requiere mucho más que unos cuantos ejercicios de Kegel.

Cuando hayas terminado de leer las páginas siguientes, entenderás cómo has de conectar con tu suelo pélvico, que es el primer paso para conectar con el resto de tu cuerpo. Volver a tomar conciencia de tu cuerpo te conectará con la presencia y con tus verdaderas emociones, lo cual te permitirá procesar, aprovechar o liberar el estrés y despertar tu *core*. Haciendo esto, tu salud holística mejorará rápidamente y, por si esto fuera poco, despertarás una serie de superpoderes que ¡siempre has tenido y no lo sabías!

Increíble, ¿no te parece? Vamos a empezar: comenzaremos explicando por qué funciona esto.

El suelo pélvico y la salud holística

El suelo pélvico está situado en la base de nuestra columna vertebral y es nuestro pilar. Podríamos compararlo con las raíces de un árbol. En el sistema de los chakras, el primero, que es el que rige el suelo pélvico, se conoce como chakra raíz. Igual que un árbol, que no está todo lo sano, enraizado, robusto, estable y nutrido que debería estar cuando sus raíces no están fuertes, lo mismo le sucede a nuestro cuerpo.

La mayoría sabemos que nuestro *core* nos hace fuertes. Sin embargo, cuando hablamos del *core*, solemos pensar en nuestros músculos abdominales y oblicuos. En realidad, empieza en la base de nuestro suelo pélvico, que es la razón por la que cuando hablo de él en mi práctica lo llamo el «*core* pélvico». Para conseguir un *core* fuerte y estable, hemos de comenzar por nuestra increíble base, el suelo pélvico. No hay otra forma. No importa cuántos abdominales estándares[*] y *sit-up*[**] hagas, jamás conseguirás el fortalecimiento, la elongación y la gracia que deseas, si primero no despiertas tu suelo pélvico y trabajas la resiliencia y la fortaleza flexible en la zona.

Esta parte de nuestro cuerpo es sobre la que se asienta el *core* y los órganos abdominales. Del mismo modo que un edificio no

---

[*] También conocidos por su nombre en inglés, *crunch*. Se realizan estirado bocarriba, con las rodillas flexionadas y los pies apoyados en el suelo, manos detrás de la cabeza o cruzadas sobre el pecho, y se eleva la parte superior del tronco en dirección a las rodillas. La espalda no se separa totalmente del suelo (N. de la T.).
[**] Como los estándares pero levantando todo el tronco del suelo (N. de la T.).

se puede aguantar sobre unos cimientos débiles, igual sucede en la relación entre el suelo pélvico y el *core*. Esta analogía es aplicable al resto de nuestro cuerpo, pues a medida que ascendemos por él, nos encontraremos con que cada área (o centro de poder, como yo los llamo) está encima de la que la precede.

Me gustaría que entendieras que el tipo de fuerza de la que estoy hablando no es como la fuerza rígida, pétrea y congestionada que consigues en el gimnasio. Me estoy refiriendo a la fuerza grácil y flexible que promueve una salud holística y vigorosa. En vez de congestionar los músculos, vamos a alargarlos y a conseguir que sean más flexibles y resistentes. Es un tipo de fuerza muy específico, que no solemos cultivar. Hará que todo tu organismo sea más eficiente y ágil. Así es como se suponía que había de ser nuestro cuerpo en su estado óptimo. Trataremos más este tema en breve.

El suelo pélvico y la fuerza vital

Actualmente, muchas personas no tienen la menor conciencia de su cuerpo y están desconectadas de él. Pasan tanto tiempo en la cabeza que no viven del todo en su cuerpo físico. Esta es la razón por la que se pierden los matices de lo que está sucediendo en su interior y los mensajes de cambio que les envía su organismo. Con frecuencia, somos incapaces de reconocer cuándo una zona de nuestro cuerpo está alterada o necesita un poco más de atención y cuidados.

Esto se exacerba por el hecho de que, puesto que somos criaturas holísticas, lo que se origina en una zona corporal bien puede aparecer o manifestarse en otras áreas. Esta circunstancia puede ocasionar que sea muy difícil identificar el origen del problema. Lo único que sabemos es que no nos encontramos bien, que se puede evidenciar como dolor residual, enfermedad crónica, aumento de peso, apatía, ansiedad y actitud mental cerrada, por citar algunos.

En la tradición kundalini —así como en muchas otras filosofías orientales—, se cree que la corriente de energía vital, conocida como *chi* en la medicina china, se inicia en la región pélvica. Esto tiene sentido puesto que la creación de la *vida* empieza en esta zona, a través del proceso de reproducción. La energía vital es la responsable del carisma, la conexión y la creación: todo lo que nos da vida y nos hace humanas. Esta energía asciende desde la pelvis y despierta el resto de los centros del poder de nuestro cuerpo: nuestro *core* profundo, *core* superior, corazón y cabeza. Esta energía debería fluir libremente por todo nuestro organismo.

La circulación de la energía vital, como la de cualquier otro tipo de energía, puede quedar interrumpida o estancarse. Entonces, experimentamos congestión o bloqueos, tanto físicos como emocionales. Si se produce una alteración en la circulación energética de uno de nuestros centros de poder, la energía vital deja de fluir y no puede acceder libremente a los otros centros. Estos bloqueos pueden producirse en cualquier parte, desde su lugar de origen en la pelvis hasta la cabeza. Para una salud óptima, hemos de asegurarnos de que cada área de nuestro cuerpo esté sana y abierta, y permita la circulación de la energía. De lo contrario, se producirá un corte en la cadena, por así decirlo.

La acupuntura tiene como única misión desbloquear el *chi*. Un bloqueo del *chi* puede ocasionar dolor, alteración y estancamiento, tanto físico como emocional. Cuando la energía vital fluye sin obstáculos, todo nuestro organismo funciona con eficiencia y efectividad. Nos sentimos más ligeras y vitales. Cuando nuestro *chi* circula bien, nos sentimos atraídas por otras energías vitales que fluyen libremente; por ejemplo, nos alimentamos mejor. (Los vegetales y los animales, así como todos los seres orgánicos, contienen energía vital, como la tiene la propia Tierra).

Vamos a realizar prácticas que incrementarán nuestra conciencia y conexión. De este modo, nos será más fácil prevenir e identificar el agarrotamiento, la tensión y la congestión, y crear una corriente de energía vital hermosa y generosa, que fluya libremente desde nuestro suelo pélvico hasta la coronilla.

Utilizar los centros de poder

En nuestro cuerpo, hay cinco centros de poder primordiales:

- Suelo pélvico.
- *Core* profundo.
- *Core* superior.
- Corazón y hombros.
- Cabeza, cuello y mandíbula.

Cada una de estas áreas cumple una función física y biológica distinta y se relaciona con el sistema endocrino. Cada una ejerce su misión en la regulación de las hormonas, el metabolismo y la función cerebral. Además, cada una de ellas se relaciona con emociones y elementos específicos de la vida.

Resulta que cada uno de estos centros de poder es la sede de un superpoder único: el despertar de nuestro poder personal, la sensualidad, la confianza en nosotras mismas, el amor y la conexión. No importa cómo te sientas en este preciso momento, lo cierto es que eres un ser poderoso y maravilloso. Si te parece que alguna de estas cualidades de los superpoderes no tiene nada que ver contigo, es probable que sea un indicativo esencial de que esa zona de tu cuerpo necesita atención, equilibrio y cuidados.

En este libro, analizaremos cada uno de estos superpoderes, y aprenderás a activarlos para conseguir su máxima expresión y resultados. Te parecerá increíble la transformación que empezará a tener lugar en tu vida, en todos los aspectos, cuando consigas que florezcan por completo. Cuando tu cuerpo esté alineado con tus centros de poder, se reflejará en una mayor coherencia en tus decisiones, en cómo utilizas tu tiempo y, en última instancia, en tu forma de vivir. Cuando tus intenciones coincidan con tus acciones, desenterrarás y aportarás al mundo la versión más auténtica de ti misma; y sentirás el poder de ser capaz de identificar tu sendero personal e intransferible, poseerlo y caminar por él.

El suelo pélvico y el estrés

¿Has estado cerca de algún bebé recientemente? Si es así, tal vez te hayas dado cuenta de la increíble flexibilidad y agilidad que posee. Si practicas yoga, quizás hayas observado que los bebés adoptan posturas yóguicas espontáneamente, como la oportunamente llamada postura del niño o del bebé feliz, y hasta una versión sin estirar tanto los brazos del perro bocabajo.

Hay una razón para que los bebés hagan esto: sus cuerpos están en su estado natural de fluidez, que implica flexibilidad, fuerza y resistencia. Todos hemos sido diseñados para ello. Los bebés viven en estado natural, tanto en el plano físico como en el emocional: son abiertos, alegres, curiosos y felices. No están bloqueados y fluyen en todos los aspectos. Tú también eras así al principio. Pero eso no es todo, porque tienes la facultad de regresar a ese estado. Allí es donde tu cuerpo, mente y corazón desean estar *realmente*.

Con el tiempo, sin embargo, nos congestionamos debido a las lesiones, los traumas, las emociones no vividas, no procesadas o reprimidas, y el estrés de nuestro día a día. De este modo, hacemos que se estanque o bloquee nuestra energía y empezamos a vivir en un estado de lucha o huida, que no facilitará el descanso y la sanación a nuestro cuerpo. Este es un ciclo que se alimenta a sí mismo. Cuando padecemos estrés, acumulamos todavía más, porque estamos atrapadas en un patrón de contracción: vivimos en un estado reactivo, en el que somos incapaces de procesar y liberar toda nuestra tensión y presión, física y emocional.

Cuando salgas de este descabellado círculo, tu cuerpo se reanimará, dormirás más profundamente, no tendrás tanto antojo de dulce, tus mecanismos de autosanación funcionarán mejor y tu cuerpo será más eficiente y estará menos bloqueado. No te pondrás enferma tan a menudo, porque tu sistema inmunitario estará más fuerte gracias a que has aliviado el estrés.

Desde un punto de vista estético, tendrás menos barriga: la ciencia nos ha demostrado que los vientres caídos suelen estar correlacionados con el exceso de estrés y la grasa abdominal, especialmente en las mujeres. El exceso de peso es básicamente exceso de energía almacenada en forma de grasa, es el resultado de la fatiga adrenal derivada del estrés. Además, se te aclarará la piel y te brillará el rostro. Este proceso te ayudará a reducir la inflamación o hinchazón y a estar más flexible, lo cual previene el envejecimiento prematuro. Incluso dominará a tus hormonas del apetito.

¿Qué tiene que ver todo esto con el suelo pélvico? Todo.

Actualmente, dedicamos mucho tiempo a hablar del estrés. Decimos que tenemos mucho estrés y que estamos muy ocupadas. Comentamos nuestra necesidad de librarnos del estrés. Muchas veces, incluso hablamos de formas específicas de vivir de un modo menos estresante. Sin embargo, la mayoría nunca rompemos el círculo vicioso. Nos quedamos atrapadas en una historia, girando siempre en el mismo sitio, estresándonos más con cada día que pasa.

La razón por la que estamos bloqueadas y por la que no funciona ninguno de estos antídotos contra el estrés es porque rara vez tratamos el problema desde una perspectiva holística. Puede que intentemos abordar un área o tratar un síntoma, pero la única forma de conseguir un cambio duradero es abarcando el conjunto. Por desgracia, la conexión del suelo pélvico con el sistema nervioso pocas veces se tiene en cuenta. Si realmente no queremos ser víctimas del estrés en nuestra vida, o mejor aún, si queremos aprovechar la energía que utilizamos en la reacción que conocemos como estrés, y transformarla en motivación y poder personal, el suelo pélvico *ha* de protagonizar nuestra conversación.

El interruptor del estrés

El sistema nervioso está compuesto por una red que recorre nuestra columna vertebral de arriba abajo, desde el cráneo hasta el sacro. Esto se conoce como la conexión craneosacral.

Poderosas fuerzas de fluidos y energía recorren los nervios espinales, desde el sacro ascienden por la médula espinal hasta el cerebro, y de ahí vuelven a bajar. El sacro, el hueso triangular en la base de la columna, se localiza directamente encima del suelo pélvico. Esto implica que si deseamos controlar el estrés tendremos que combatirlo al inicio de esa red; sí, lo has adivinado: el suelo pélvico. Podríamos decir que en esta zona se encuentra el interruptor del estrés.

Cuando reaccionamos y contraemos el suelo pélvico, es como si le diéramos al interruptor: al activarlo nos pide una dosis de energía. El estrés y la contracción van unidos. Cuando nos encontramos en un estado de estrés reactivo, la reacción biológica natural inconsciente es contraer el suelo pélvico. Esta contracción envía un mensaje a todo nuestro organismo, que provoca que nuestro cuerpo adopte el estado de lucha, miedo y huida, que acelera el proceso de envejecimiento, nos agota y nos hace vivir en un estado reactivo.

Nuestros antepasados cavernícolas, literalmente, precisaban este interruptor del estrés para su supervivencia, era una cuestión de vida o muerte. Cuando acechaba un peligro real, necesitaban una dosis de adrenalina para huir y ponerse a salvo. Pero ahora el mundo ha cambiado. Todavía tenemos el interruptor del estrés, y a veces lo *necesitamos* durante esos momentos en que estamos en peligro. No obstante, la mayoría no vivimos bajo una amenaza constante de vida o muerte. El problema es que nuestro cuerpo no *piensa* lo mismo, debido a este círculo vicioso inconsciente de contracción. Vivimos en un estado de tensión y compresión permanente, así que nuestro cuerpo piensa que estamos bajo coacción y se activa, ininterrumpidamente, nuestro mecanismo de lucha o huida.

El exceso de actividad que fomenta nuestra sociedad agrava este problema todavía más. Nos contraemos cuando estamos en un atasco de tráfico, porque tenemos llena la bandeja de entrada de nuestro correo, porque nos preocupa nuestra situación económica o porque tenemos mucho que hacer y nos falta tiempo. Nuestra respuesta es contraernos, forzar, hacer que las cosas pasen y procurar controlarlo todo. La mayoría estamos atrapadas en esta condición y ni siquiera nos damos cuenta. Esta forma de vida primaria y en tensión constante se ha convertido en la nueva normalidad.

Esta manera de ser no solo hace que nos sintamos fatal y es agotadora, sino que provoca que nos veamos como víctimas de nuestra propia vida. Afortunadamente, cambiar nuestra perspectiva y canalizar la energía que hemos estado dedicando al estrés en una dirección totalmente diferente, más gozosa y beneficiosa, es mucho más fácil de lo que pensamos.

Cuando estamos en un estado óptimo, sin estrés, el sistema parasimpático es el que dirige la función. Desde este estado, solo desde este, nuestro cuerpo puede pasar al modo descanso-y-digestión, que, a mi entender, es la fuente de la juventud. Cuando estamos en el estado «descanso y digestión», el cuerpo puede fluir hacia su verdadero y generoso potencial, y podemos conectar con nuestra voz interior, sanar y aprender a cambiar nuestra perspectiva y a adaptar mejor nuestras reacciones a los altibajos de la vida.

Evolucionar

Vivimos en un mundo con una tecnología e innovación increíbles. Cada año, aparecen en el mercado inventos nuevos que cambian la estructura de nuestra vida. A pesar de todo, ninguna de nuestras invenciones será nunca tan elegante, refinada o resistente como el cuerpo humano. Ha llegado el momento de que utilicemos este increíble regalo que hemos recibido, gracias al poder que nos confiere el conocimiento y la conciencia sobre nuestro milagroso cuerpo. Si hacemos esto, aprenderemos a hacer evolucionar a nuestro organismo a la par que evoluciona el mundo. Podremos tomar decisiones con más fundamento para no ser víctimas de lo que consideramos los estresores de la vida. Por el contrario, podemos utilizar esta energía, cambiar nuestra actitud mental, adelantarnos a nuestro cuerpo y a sus reacciones y aprender a medrar, en lugar de contentarnos con sobrevivir. Cuanto más entiendas cómo funciona tu cuerpo, más preparada estarás para tomar mejores decisiones que favorecerán tu calidad de vida y tu vitalidad corporal.

El cuerpo es una extraordinaria obra maestra orquestada que *quiere* gozar de su estado óptimo. Quiere estar alegre, relajado, ser apasionado y no bloquearse. Es un gran comunicador, siempre que estemos dispuestos a escucharlo. Cuando tenemos dolor o tensión, generalmente, es que nos está advirtiendo de algo, pidiéndonos que hagamos un cambio, que nos liberemos de algo o que fortalezcamos alguna parte. Aquí encontrarás las técnicas que necesitas para lograrlo.

Lo único que hemos de hacer es sintonizar, sentir más, ser más responsables con nuestras reacciones y elecciones, y redirigir las señales en la mente para cambiar nuestra realidad. Una vez decidamos que queremos vivir con más poder, siendo más conscientes de nuestro tiempo, elecciones, decisiones, relaciones y responsabilidad, todo empieza a cambiar de las formas más inverosímiles.

En las siguientes páginas, te enseñaré a trabajar en tu trayecto ascendente desde tu centro de la creación, y lo haré animándote a que estés más presente y a que despiertes tus sentidos del tacto, oído, olfato, vista y gusto. Te explicaré por qué funciona y te ayudaré a desarrollar tu poder mediante pequeños cambios que tendrán un gran impacto en el menor tiempo posible. De este modo, cultivarás la toma de conciencia, el control de tus respuestas al estrés y mucho más.

Asimismo, te sumergirás en la fuente de la juventud, porque producirás menos hormonas tóxicas que cuando vives de manera reactiva y «estresante». Estas hormonas reactivas pueden hacernos envejecer prematuramente, debilitar el sistema inmunitario, provocar enfermedades cardíacas, deteriorar el ADN y las neuronas, y conducirnos a un estado emocional negativo.

Mi propósito al escribir este libro es conseguir que conectes con la fuerza, el conocimiento interior y la seguridad en ti misma que acabas de descubrir, para generar resiliencia física y guiarte hacia un estado emocional más agradable y elevado. No saldrás de tu asombro al experimentar que tu cuerpo se relaja y se convierte en una versión más armoniosa y vital de sí mismo. Te desharás de la carga emocional, tu tensión empezará a desaparecer y sentirás que estás más presente, agradecida y elevada en todos los aspectos.

CAPÍTULO 2

Cómo funciona todo esto

En la vida, es fácil que nos aferremos a ciertas formas de pensar y de sentir. Nos autoasignamos la etiqueta de que somos cierto «tipo de persona» y tomamos las decisiones desde esa perspectiva. Es fantástico entender quiénes somos; sin embargo, cuando nos cerramos demasiado en una escuela de pensamiento, nos perdemos información nueva y otras maneras de pensar, de ser y de vivir, que podrían beneficiarnos y ayudarnos a abrirnos, tanto en nuestra experiencia corporal como de vida.

Trataremos cada centro de poder del cuerpo desde la visión occidental y oriental. Plantéate nuevas formas de pensar sobre tu cuerpo y la conexión cuerpo-mente. Quédate con lo que te sientas identificada y olvídate de lo demás.

Ámate un poquito más

A partir del capítulo siguiente, al principio de cada capítulo, encontrarás un resumen de los síntomas comunes físicos y emocionales que se presentan cuando un centro de poder necesita conexión, atención y sanación. Si tienes dos o más de estos síntomas, es probable que experimentes cierto grado de bloqueo en él; en ese capítulo encontrarás la información y las técnicas más importantes para ti.

Es muy posible que experimentes algo de desequilibrio en muchos o, incluso, en todos los demás centros. Esto es bastante habitual, y no hay razón para que te angusties o te avergüences. Recuerda que estos centros de poder están íntimamente relacionados y que cada uno se encuentra encima del anterior. Están diseñados para ayudarte a conectar con un tesoro de poder más profundo, que se encuentra en tu interior. Si tu suelo pélvico no está equilibrado —lo cual nos sucede a la mayoría—, esto también repercutirá en el resto de los centros de poder superiores.

Aunque no tengas ninguno de los síntomas que he citado al principio de los capítulos, muchas de estas técnicas te seguirán siendo útiles, ya que te servirán para afianzar tu salud holística, sintonizar más con tu cuerpo y conocerlo mejor. Las disfunciones de estos centros de poder son una manera fácil de identificar dónde existe un desequilibrio o problema, y abordarlo rápida y directamente desde su origen. En tu primera lectura, te recomiendo que revises el libro y pongas en práctica todo aquello con lo que sientas que conectas respecto a cada centro de poder. Cuando empieces a experimentar los beneficios, te será todavía más fácil profundizar en esta práctica, y espero que ¡te pique suficiente la curiosidad como para atreverte a probar terapias totalmente nuevas para ti!

Los desequilibrios de los centros de poder

En cada uno de los siguientes capítulos, veremos un estudio de caso que he extraído de mi propia experiencia profesional, que servirá para ilustrar qué problemas presenta cada centro de poder en la práctica. Creo que es muy útil ver qué influencia tiene la información en nuestra vida real, y esta es precisamente la meta de esta sección. Nos aportará una visión general que nos ayudará a darnos cuenta de que un síntoma, aparentemente común y corriente, puede ser un indicativo y el origen de otros problemas de diversa índole en nuestra vida.

La parte favorita de mi trabajo –y lo que pretendo enfatizar con estos casos de muestra– es observar en qué grado la información que comparto transforma tu vida en todos los niveles. Tu dolor en la mandíbula puede ser una molestia habitual para ti, de acuerdo, pero cuando descubras que tratar ese problema tiene un efecto profundo en tus dotes de comunicación, y te ayuda a conectar con el mundo y con tu intuición, te quedarás de una pieza.

Conoce tu cuerpo

Nuestro cuerpo está bellamente automatizado; por consiguiente, no solemos detenernos a pensar en su funcionamiento. No solo es importante saber de qué estamos hechas por fuera, sino que la comprensión de nuestra condición física nos ayuda a tomar conciencia de nuestro cuerpo y a valorarlo como el organismo milagroso que es.

La salud holística

Esta sección de cada capítulo explicará de qué forma interactúa el centro de poder con otras áreas del cuerpo y cuál es su influencia. De este modo también empezaremos a comprender en qué medida son reales nuestras emociones y cómo nos afectan. Por ejemplo, cuando una persona sufre una decepción amorosa, suele experimentar emociones como el resentimiento y tiende a autoprotegerse, algo asociado a la zona del corazón. Dichas emociones se suelen manifestar físicamente en la postura de hombros caídos. Esto, a su vez, afecta a la alineación de toda la zona superior del cuerpo y dificulta la respiración. En los momentos donde más necesitamos nuestro poder de autosanación, somos menos capaces de gestionar nuestra experiencia. Este tipo de reacción puede suceder en muchas áreas de nuestro cuerpo.

Mejorar la conexión con nuestro cuerpo nos conecta con nuestras emociones, nos permite sentirlas, aprender de ellas, pasar página y procesarlas de una manera saludable. Algunas emociones suelen «alojarse» en ciertas zonas del cuerpo. Cuando somos conscientes de lo que nos está sucediendo físicamente, también tenemos pistas sobre lo que nos sucede emocionalmente. Lo mismo ocurre a la inversa.

Cuando seguimos las pistas y los mensajes que nos proporciona nuestro cuerpo sobre nuestro estado emocional, podemos empezar a liberar emociones estancadas. Esto desbloquea nuestra energía y nos aporta poder personal, puesto que podemos acceder a una nueva reserva de vigor y vitalidad. Vivimos en un mundo que está muy centrado en la *acción*. Por consiguiente, hemos de generar más tiempo para simplemente *ser* y disfrutar de la vida.

Nuestras emociones tienen una razón de ser. Hemos de sentirlas para actuar y vivir con autenticidad. Si no las sentimos, no podemos trabajarlas y liberarlas, así que primero se exacerban, luego se estancan y, por último, nos las tragamos. Esto no solo es perjudicial emocionalmente y nos induce estrés, sino que nos crea bloqueos físicos. Estos bloqueos nos pueden ocasionar dolor corporal —tanto si se manifiesta en forma de enfermedad o como dolor, malestar, agotamiento o kilos de más— y debilitan nuestra energía vital. ¡Por eso es tan importante lo que yo llamo higiene emocional!

Cuando empecé a estudiar integración estructural, tenía una relación matrimonial tóxica. Después de mi primera sesión de alineación estructural (que es la base de la mayor parte del contenido de este libro), sentí que me había sometido a una intensa terapia tanto física como *emocional*. Cuando salí de la sesión me sentía muy poderosa, con ganas de comerme el mundo. No es de extrañar que mi vida cambiara extraordinariamente para mejor, a medida que iba siendo más conciente de mis emociones e integraba técnicas para procesarlas mejor.

Por supuesto, existen otras formas de conectar con nuestras emociones, como la terapia de conversación, pero mientras para algunas personas puede ser muy útil, para otras puede suponer estar demasiado *tiempo* en su cabeza. Si solo se practica esta terapia, la persona puede quedarse estancada en una actitud victimista. No me refiero a que esta terapia no sea útil, sin duda alguna lo es. Pero es importante saber que hay una forma complementaria de mejorar los resultados o de encontrar alivio en una modalidad de sanación diferente. Eso es justamente lo que vamos a aprender. A mí me gusta llamarla medicina del movimiento. Con esta filosofía de vida de estar en armonía, obtendrás poder personal, te responsabilizarás de tu vida y de tu bienestar, y despertarás tu resplandeciente vitalidad y energía vital en tu interior.

Entiendo perfectamente que cuando las emociones son difíciles, muchas veces es más fácil evitarlas. Algunas de ellas, probablemente, aparecerán en tu proceso de trabajar los centros de poder. Recuerda que de lo que se trata es de liberar esas emociones para su sanación holística, y yo te aportaré los medios para que lo hagas.

La conexión con los chakras

Cuando ya había avanzado bastante en la formulación de mi teoría de los centros de poder, me di cuenta de que estos coinciden en gran medida con los chakras (aunque hay siete chakras y solo cinco centros de poder). En cada capítulo, explicaré el chakra asociado a cada centro de poder, para ofrecer una visión más rica de lo que estamos hablando y demostrar la correlación de las ideas que expongo en este libro con la filosofía oriental.

La filosofía oriental identifica siete chakras (o centros de energía) repartidos por todo el cuerpo. Estos centros de energía se correlacionan con ciertas áreas de nuestra vida, así como con nuestra experiencia emocional y espiritual. Cada chakra rige distintas áreas de nuestro cuerpo, así como determinados aspectos de la vida. Por ejemplo, el chakra raíz, que se encuentra en la zona pélvica, rige nuestros sentimientos de arraigo, familia, supervivencia, seguridad y cimentación.

También cabe destacar que existe una correlación entre la situación de nuestras glándulas y los chakras. Los siete chakras están conectados con las diferentes glándulas de nuestro cuerpo. Cuando estos chakras están descompensados o cerrados, alteran nuestras glándulas, lo que a su vez influirá en nuestro estado de ánimo, bienestar físico y energía vital en general.

La filosofía oriental aborda este fenómeno desde una perspectiva energética, mientras que la medicina occidental lo contempla desde un punto de vista físico, pero ambas formas de pensamiento aportan los mismos resultados.

Veremos cada chakra (o chakras) asociado a cada uno de los centros de poder. Algunas personas se identifican con los chakras, mientras que para otras es un concepto totalmente ajeno. No importa cuál sea tu caso, el sistema de los chakras sigue aportando información pertinente e importante para nuestra comprensión del centro de poder. Si no conectas con el concepto de los chakras, no te preocupes, ¡hay muchas vías diferentes para realizar los ejercicios de este libro!

La conexión con la raíz

Cada persona es un tapiz viviente que respira. Como un tapiz, nuestro cuerpo está conectado mediante una serie de hilos entrelazados. Esto es maravilloso, pero a veces significa que el dolor y el malestar que se suelen presentar en una zona del cuerpo con frecuencia se originan en otra.

En esta sección, aprenderemos a contemplar nuestro cuerpo de manera global y a entender los diferentes hilos que componen cada uno de nuestros tapices únicos. En el viaje que emprenderemos juntas, te explicaré cómo se relaciona cada centro de poder con el suelo pélvico, su funcionamiento conjunto y cómo se afectan entre ellos.

El estrés

La reacción de estrés tiene la facultad de alojarse en todas las zonas de tu cuerpo. Se manifiesta y se bloquea de distintas formas en cada sitio. Nos hemos acostumbrado a vivir en un perpetuo estado de estrés reactivo, hasta el extremo de que muchas de nosotras ya ni siquiera somos conscientes de que lo estamos padeciendo.

En esta sección veremos cómo se presentan los indicadores del estrés en cada centro de poder, cómo te afectan y qué tipos de estrés albergan. Cuando entendamos esto, iremos ampliando la conciencia necesaria para identificar el estrés reactivo y aprovechar su energía para crear motivación.

La medicina del movimiento y el trabajo respiratorio

Aunque los ejercicios de movimiento de este libro te ayudarán a eliminar toxinas, reducir la hinchazón y la inflamación, mejorar el tono muscular y tener más flexibilidad, su objetivo final es llegar al origen de un malestar y que puedas conectar tu mente, cuerpo y corazón.

Cuando vivimos en la mente y estamos desconectadas de nuestro cuerpo sensorial, nos perdemos muchas cosas de lo que está sucediendo dentro de nosotras. Solo notamos los problemas físicos cuando han evolucionado y se han agravado. La manera de conectar con nuestro cuerpo es sintiendo y yendo más despacio para poder escuchar. La medicina del movimiento nos permite movilizar la energía por nuestro organismo y aumentar nuestro bienestar físico siendo más conscientes de nuestra propia presencia.

Cuando estamos conectadas con nuestro cuerpo, enseguida nos damos cuenta de cuando algo «no anda bien» y podemos tratar las pequeñas alteraciones antes de que se agraven. Aparte de esto, podemos seguir trabajando para encontrarnos aún mejor.

Eso no es todo. Cuando conectamos con nuestro cuerpo, también lo hacemos con muchas otras cosas. Conectamos con nuestro poder, corazón y conocimiento interior. Cuando estamos presentes en nuestro cuerpo, conectamos con nuestras emociones y con la claridad mental, pero de otra forma diferente a cuando pensamos demasiado e intentamos racionalizar. ¿Es la confusa conexión cuerpo-mente de la que tanto hablamos?

Así es. Y los ejercicios en movimiento de este libro combinados con un cambio de actitud mental te ayudarán a conseguirla.

En el transcurso de estas páginas, utilizaremos muchos ejercicios respiratorios con una finalidad concreta. Se dice que nuestra respiración refleja cómo vivimos. Hemos de respirar profundo si queremos vivir profundamente. A veces, puede ser más fácil vivir superficialmente, pero ¿es eso lo que realmente deseas al final del día?

La respiración nos conecta con nuestro cuerpo y con nuestras emociones. La respiración nos ayuda a estar más presentes. Hace que nuestra atención pase de centrarse en qué es lo que vamos a hacer a *estar* en el momento presente. La respiración incrementa nuestro poder personal momento a momento.

En cada centro de poder, encontrarás un tipo de respiración específica destinada a ayudarte a conseguir lo que deseas en esta área. De todos los ejercicios que encontrarás en este libro, el trabajo respiratorio puede que sea el más poderoso y transformador, porque, literalmente, puedes usarlo en cada momento, en cada situación, para transformar tu estado casi de inmediato.

Sanación y reequilibrio

La meta final de todo esto es la armonía. Nos esforzamos por alinear nuestro cuerpo y, a través de ello, lograr la armonía en nuestra vida. Cuando el cuerpo está equilibrado experimentamos más placer corporal y nos sentimos más seguras, estamos más conectadas con nuestra verdadera fuerza y poder básicos, y nos movemos con mayor facilidad en cada paso de la vida.

Esto no tiene por qué suponer una ardua tarea. De hecho, puede ser liberador, divertido, enriquecedor, relajante y extraordinariamente restaurador.

Te voy a dar una serie de consejos de estilo de vida que facilitarán tu sanación, que recobres el equilibrio y vuelvas a conectar con un sentimiento de alegría profunda: estos consejos van desde poner tu canción favorita y moverte a su son hasta salir a tomar el aire o hacer que aparezca en tu vida tu pareja ideal. Lo que me encanta de todas estas prácticas es que se pueden incorporar fácilmente en la vida real. No solo eso, sino que *mejorarán* tu vida cotidiana de formas muy reales y tangibles.

Recientemente, he descubierto el poder de los baños curativos en una visita a un balneario coreano. Cuando vi las infusiones de hierbas que utilizaban para prepararlos, fui un poco escéptica. De todos modos, decidí probar, y me alegro infinitamente de haberlo hecho. Salí del baño totalmente renovada y revitalizada, y mi piel tenía un brillo nuevo. Cada sección de estilo de vida concluirá con un baño especial diseñado para calmar, sanar y reequilibrar un centro de poder específico. Eso es, en cada capítulo, te voy a recomendar un baño con una mezcla especial de hierbas y sales. No es necesario que te des un baño cada noche para notar los resultados, pero espero que al menos lo pruebes: el ritual, los momentos de presencia y de paz, y la oportunidad de concentrarte en tu cuerpo de una forma diferente te aportarán un enorme alivio, purificación y sanación.

Los baños nos limpian por fuera, por supuesto, pero también lo hacen energéticamente. Al añadirles sales y hierbas, pueden limpiar cualquier energía que hayamos absorbido mientras estábamos realizando nuestras tareas cotidianas, ya sea por nuestras interacciones con otras personas o simplemente porque vivimos en un mundo que puede ser muy mezquino y tóxico. Esta es la razón por la que ir a nadar al salado mar es tan purificador.

Cada capítulo incluirá una sección de aromaterapia, infusiones, hierbas, gemoterapia y otras prácticas relajantes con las que puedes experimentar. Tal como ya te he dicho, no todo lo que menciono será del agrado de todas las lectoras, pero lo que pretendo es sacarte de tu zona de confort y ayudarte a que te comprometas más con las partes de tu cuerpo que merecen más atención y cuidados.

Fomentar el deseo de tener «tiempo para mí» forma parte del arte de cuidarnos, algo que todas somos culpables de descuidar.

La visualización

Cada capítulo finalizará con un mantra y una visualización. Estas visualizaciones probablemente serán distintas de las que hayas hecho en una meditación o clase de yoga, porque están muy centradas en el cuerpo. Recuerda que el propósito primordial es que *entres* en tu cuerpo, no que te separes de él. Teniendo esto presente, nuestro trabajo estará orientado a reforzar nuestros cimientos y a estar en sintonía con nosotras mismas.

Hay varias formas de hacer estas visualizaciones: leerlas con atención generando imágenes mentales mientras lo haces, leerlas en voz alta y grabarte para hacerlas tuyas y luego usarlas como una meditación guiada o ir a www.laurenroxburgh.com para descargarte una visualización guiada gratis (en inglés), como complemento de este libro.

Activa tus superpoderes

Cada área del cuerpo nos vincula de manera exclusiva con una nueva fuente de energía, conexión y fuerza profunda. Y en cada una se encuentra cierta cualidad que nos permite vivir con mayor libertad, realización personal y poder. Cuando estamos equilibradas y creamos espacio en esa zona de nuestro cuerpo, podemos desarrollar el superpoder al máximo.

Nuestro suelo pélvico despierta en nosotras el poder personal que necesitamos para confiar en nosotras mismas y manejarnos con más elegancia y facilidad por el mundo. En el interior del *core* profundo, conectamos con nuestra sensualidad, que nos atrae a profundizar más en la experiencia de la vida. Nuestro *core* superior nos aporta la confianza que nos ayudará a gozar de la mejor versión de la vida siendo lo más genuinas posible. Nuestro corazón nos permitirá amarnos a nosotras mismas, y dar y recibir amor. Y nuestra cabeza nos permite conectar con la sabiduría procedente de una fuente superior.

En las páginas siguientes, hablaremos de estos superpoderes que todas tenemos y empezaremos a imaginar cómo podría ser la vida, cuando los desarrollemos por completo.

Alimentos que curan

Aunque una dieta equilibrada es esencial para la salud holística, cada centro de poder tiene predilección por alimentos específicos. Curiosamente, hay una coincidencia entre el grupo de color de los alimentos que necesita el centro de poder para medrar y el color del chakra asociado a él. Por ejemplo, el chakra del corazón está relacionado con el color verde, así que al corazón le sienta bien comer muchas verduras. Introduce estos alimentos en tus comidas si necesitas un aporte de energía extra o quieres darle un poco más de amor y soporte a algún centro de poder.

En cada capítulo he incluido una selección de elixires, tónicos y recetas de caldos para tonificar cada centro de energía específico. Los elixires, tónicos y caldos son una forma eficaz de introducir minerales y nutrientes medicinales en nuestra dieta. Las recetas son sencillas y nos exigen el mínimo tiempo de preparación. Muchas de ellas incluyen hierbas y superalimentos curativos para facilitar aún más tu régimen de restauración energética.

Como comentaré en las páginas siguientes, para mí ir a comprar los alimentos y prepararlos es una práctica de amor: es la forma en que todos los días me demuestro mi afecto a mí misma y a mi familia. Cuando prepares estos alimentos, piensa en lo que estás haciendo: nutrir tu cuerpo y tu energía, y aportarte energía vital a ti misma y a tus seres queridos. Visto desde este prisma, preparar y disfrutar la comida puede ser una de las prácticas meditativas más beneficiosas de las que disponemos.

Todo combinado

En este libro aporto intencionadamente una gran variedad de información y de prácticas para ayudarte a fomentar tu poder personal a través del conocimiento, de la alineación corporal, del despertar de los sentidos, de la conexión con el presente y de la libertad mental, física y emocional. Es muy probable que te sientas más atraída hacia unas prácticas que hacia otras, ¡estupendo! Haz lo que más te inspire y con lo que te sientas más identificada.

También te propongo que dediques más tiempo a hacer aquellos ejercicios que menos te gustan o que más te cuestan. Probablemente sea por algo. Dales una oportunidad, y quizás te lleves alguna sorpresa cuando descubras lo que te ofrecen.

CAPÍTULO 3

El centro de poder del suelo pélvico: el superpoder del despertar

SIGNOS DE QUE TU SUELO PÉLVICO NECESITA AMOR	
Físicos	
* Todo el cuerpo está siempre rígido y tenso. * Vientre caído. * Relaciones sexuales dolorosas. * Dificultad para llegar al orgasmo.	* Lumbalgia. * Incapacidad para conectar con tu *core*. * Pérdidas de orina al hacer ejercicio, reírte, toser o estornudar.
Emocionales	
* No se satisfacen tus necesidades para que puedas vivir con comodidad. * Falta de apoyo en casa. * No estás centrada.	* No tienes un buen respaldo económico. * Temor de que a tu familia y a ti os pase algo.

El desequilibrio del suelo pélvico en la práctica

Cuando Ellie vino a verme, estaba muy desanimada. Había dado a luz a tres hijos en los últimos años. Tenía la sensación de que su cuerpo no había llegado a recuperarse del todo. Siempre estaba agarrotada, padecía lumbalgia y había acumulado grasa y tensión en las caderas. Tenía una basculación pélvica anterior (es decir, la columna lumbar arqueada hacia delante), sobrepeso y vientre caído. Por más que intentara reducir barriga haciendo cardiovasculares, no conseguía activar su *core*. ¡Y esto eran solo los síntomas físicos! Había perdido el deseo sexual por su esposo y siempre estaba abatida por el estrés que le ocasionaban su familia y su situación económica.

En pocas palabras: no disfrutaba ni de su vida ni de su cuerpo. Se había convertido en una víctima del estrés, físico y emocional.

Enseguida me di cuenta de que estaba agarrotada, tanto en sentido figurado como literal. En el aspecto emocional, se aferraba desesperadamente a la idea de estar sana, tener buen aspecto y encontrarse bien. Antes de recurrir a mí, había visitado varios médicos, entrenadores, profesionales del trabajo corporal y fisioterapeutas, pero ninguno había podido ayudarla. Lo había probado todo y nada le había funcionado. De hecho, iba a peor. Le habían hecho algunas pruebas médicas antes de venir a verme, y le diagnosticaron osteoporosis, había aumentado su volumen de grasa corporal y perdido dos centímetros y medio de estatura. Como no podía activar su *core*, se le habían atrofiado y debilitado los músculos, y otras zonas del cuerpo compensaban esa condición. Había llegado al extremo de que se había alterado su conexión neuromuscular, es decir, su cerebro y el resto de su cuerpo tenían problemas de comunicación. Por este motivo padecía lumbalgia, aumento de peso y rigidez generalizada.

Nada más verla, me di cuenta enseguida de que tenía problemas con el suelo pélvico. Andaba tiesa y desgarbada, no se balanceaba ni lo más mínimo para andar y tenía las articulaciones muy rígidas.

Puesto que mi especialidad es el suelo pélvico, enseguida vi que contraía dicha zona y que, probablemente, allí se hallaba el origen de sus problemas. Sin embargo, ninguno de los especialistas a los que había ido le había mencionado esta zona.

Cuando empezamos a trabajar, pude confirmar que tenía una predisposición a los trastornos en el suelo pélvico. Los problemas que padecía en aquellos momentos habrían aparecido, tarde o temprano, de una manera u otra, pero los embarazos habían acelerado el proceso. Esto se agravaba por el hecho de que tensaba constantemente la zona como respuesta al estrés. Puesto que se sentía muy impotente en muchos aspectos, intentaba ejercer su poder mediante una actitud casi agresiva de controlarlo todo: su cuerpo, su estrés, su familia y su situación económica. Generaba tensión de todas las maneras posibles. Había perdido su capacidad para recibir los mensajes de su cuerpo de que dejara de luchar y aprendiera a fluir, a recibir y a priorizar cuidarse. Hay muchas personas que viven de este modo, sobre todo las madres.

Lo primero que tenía que hacer era enseñarle a conectar con su suelo pélvico y a despertarlo. Antes de aprender a relajarlo tenía que ser consciente de que lo estaba contrayendo, así que la clave estaba en tomar conciencia y conectar. A través de una serie de movimientos de relajación y activación, y visualizaciones, que compartiré más adelante en este capítulo, paulatinamente, empezó a crear una nueva conexión cuerpo-mente, lo cual se consigue recanalizando el sistema nervioso, que es el que transmite los mensajes desde el cerebro hasta el suelo pélvico y viceversa. Esto volvió a despertar algunos músculos que necesitaba para alcanzar y reactivar conexiones que se encontraban en estado latente.

Cuando consiguió tomar conciencia de su suelo pélvico y sintió el poder allí, le enseñé a encender y apagar el interruptor del estrés del que hablamos en el capítulo uno. Ahora, en lugar de *reaccionar* a los factores de estrés de la vida, empezaba a ser consciente de ellos y a usar su poder para actuar.

Mediante ejercicios para descontracturar y fortalecer, consiguió relajarse y librarse de la pesadez y de la rigidez que generamos cuando intentamos forzar y controlar cosas que no están en nuestra mano. Aprendió a fluir mejor con la vida.

He visto cómo muchas de mis clientas llegaban al mismo punto que Ellie: la mayor parte de las circunstancias de nuestra vida están fuera de nuestro alcance; lo que *sí* podemos controlar es nuestra reacción a ellas. Cuando, por fin, se liberó de su necesidad de controlarlo todo, sintió que tenía mucho más poder para desenvolverse en la vida y en su cuerpo. Consiguió activar su suelo pélvico y ser más feliz y estar más alegre. Al final, conectó con la verdadera confianza en sí misma y empezó a disfrutar del presente con su hermosa familia, en vez de solo preocuparse.

Al poco tiempo, se encontraba mejor en todos los aspectos. La liberación de la tensión física alivió su dolor lumbar. Volvió a sentirse ligera y recobró la conexión abdominal profunda y la flexibilidad. Gracias a haber conectado con su suelo pélvico, su zona lumbar y sus caderas ya no tenían que compensar nada; estas últimas estaban más sueltas y su pelvis volvió a alinearse, aliviando la basculación pélvica anterior y el vientre caído.

Después de trabajar juntas durante unos meses, se volvió a hacer pruebas. El resultado fue que la osteoporosis había desaparecido y había perdido el 10 % de grasa corporal y recuperado sus dos centímetros y medio de estatura. Estaba más erguida y se movía con más gracia y fluidez. ¡Hasta tenía ganas de volver a mantener relaciones sexuales con su marido! No es necesario decir que su médico se quedó atónito y quiso saber qué había hecho.

Gracias a todo esto, descubrió un nuevo nivel de fortaleza profunda y poder personal. Empezó a confiar en su cuerpo, en su intuición y en su capacidad para vivir sin intentar controlar la vida. Consiguió ver sus factores de estrés como lecciones que tenía que aprender, en lugar de considerarlos obstáculos que superar. Aprendió a ver el aspecto positivo de casi todas las situaciones. La misma gracia, fortaleza y flexibilidad que descubrió en su cuerpo también se reflejaba en su vida.

Conoce tu suelo pélvico

En nuestra cultura, las únicas veces que se habla del suelo pélvico es cuando se trata el tema del sexo o del embarazo. Esto es una verdadera lástima, porque esta poderosa área de nuestro cuerpo nos ofrece un sinfín de fuerza, sensaciones, información, conexión y vitalidad que va mucho más allá del sexo.

No solo apenas hablamos de todas las bondades que nos ofrece el suelo pélvico, sino que tampoco contamos con un vocabulario para explicar qué nos sucede, cuando algo no anda bien. Hablamos abiertamente de lesiones o dolores que tenemos en otras partes del cuerpo, pero la mayoría de las personas se avergüenzan de hablar sin tapujos de los problemas que tienen «allí abajo». Es casi como si nos sintiéramos incómodas respecto a esta parte y a los problemas que aparecen cuando enferma. Pero como ya hemos visto, ¡el suelo pélvico afecta a muchas otras funciones corporales importantes! Desconocemos que puede manifestarse en problemas como incontinencia, relaciones sexuales dolorosas, incapacidad para alcanzar el orgasmo o un dolor más generalizado, que suele ser el resultado de la tensión. También se puede presentar como tensión en los músculos isquiotibiales (cara posterior de los muslos), un *core* profundo y nalgas débiles, vientre caído, hernia, lumbalgia, impotencia o eyaculación precoz. Como hemos visto en el capítulo uno, la mayoría tenemos la tendencia a contraer nuestro suelo pélvico. Del mismo modo que un puño cerrado no puede agarrar, un suelo pélvico demasiado tenso no puede aguantar la postura correcta ni el funcionamiento óptimo de los órganos pélvicos, de los huesos y de las vértebras.

El suelo pélvico tiene una estructura arquitectónica fascinante y un diseño brillante. Está compuesto por tres capas de dieciséis músculos individuales, algunos de los cuales son muy pequeños. Estas capas se sujetan a cuatro puntos, como si fuera una hamaca: el pubis, el coxis (rabadilla) y los isquiones.* Nuestro suelo pélvico es la base de nuestro *core* más profundo, soporta nuestros órganos y, en las mujeres, también soporta al feto. Este diseño, a modo de hamaca, tiene como fin garantizar su movimiento, su tremenda expansión y su poderosa capacidad de contracción y de relajación total. Cuando lo tensamos, adoptamos un estado de limitación de movimiento antinatural. Las capas de tejido internas del suelo pélvico se enganchan y quedan fijadas en una posición que refuerza esta contractura constante y antinatural. Esto no solo tiene como consecuencia dolor y malestar en la zona, sino que fuerza al resto del cuerpo a compensar este desajuste de diversas formas, que iremos viendo a lo largo del libro.

Todo esto significa que, aunque tengamos la tendencia de asociar los trastornos pélvicos a las condiciones que se producen después del parto (que es posible), son molestias a las que potencialmente todas estamos expuestas, tanto si tenemos hijos como si no, y que afectan a ambos sexos (aunque estos trastornos son más comunes en las mujeres: en Estados Unidos afectan a un tercio de la población femenina). El exceso de estrés, de entrenamiento, de actividad y los traumas sexuales pueden ocasionar trastornos del suelo pélvico. Igual que sucede cuando estamos sentadas demasiado tiempo, lo cual supone un peligro para la mayoría de las personas. Si contrarrestáramos todo el tiempo que pasamos sentadas moviéndonos, estirándonos, meditando y relajándonos, esta zona estaría sana, a pesar de estar sentadas. No obstante, este no suele ser el caso.

Cuando apretamos los músculos del suelo pélvico, su base en forma de hamaca realiza una especie de movimiento de succión, cerrándose y elevándose hacia la columna, como si fuera un capullo

---

* Los huesos sobre los que nos sentamos (N. de la T.).

de rosa.* Aunque nos interese tener la habilidad de contraer esporádicamente esta zona, es importante que también sea capaz de expandirse y abrirse como una flor, y que tenga el espacio para hacerlo. Algunas personas tienen tan arraigado el hábito inconsciente de contraerla que nunca permiten que se produzca esta expansión. Se parece mucho a tener las mandíbulas apretadas; al final, empiezas a sentir como si estuvieran cerradas y enganchadas en esa posición de agarrotamiento. En el mejor de los casos, resulta incómodo, y en el peor, es doloroso, y no es así como se supone que ha de funcionar la mandíbula. Lo mismo sucede con el suelo pélvico, y ambos están íntimamente conectados. El problema es que es mucho más fácil darnos cuenta de que apretamos la mandíbula que el suelo pélvico, porque muchas mujeres están muy desconectadas de esta zona de su cuerpo.

Esto conduce a un estado hipertónico, que significa que el suelo pélvico se entumece y debilita, y pierde su conexión con el sistema nervioso. Toda esta tensión obstaculiza la circulación del *chi*, y esto es especialmente nocivo para él. Puesto que la fuerza o energía vital tiene aquí su origen, un bloqueo en esta zona implica que el *chi* también estará estancado en el resto del cuerpo.

A la contracción y la ausencia de conexión, también se suma la rigidez, la debilidad, la desconexión y el dolor. Este último es la consecuencia del desesperado intento que hace nuestro cuerpo para comunicarnos que esa zona en particular necesita nuestra atención, espacio, movimiento o cambio. Aunque esta sea la razón por la que puede aparecer en cualquier área, lo que caracteriza al suelo pélvico es que normalmente no somos conscientes del dolor. Hace mucho tiempo que aprendimos a vivir con él. La mayoría de las mujeres lo hemos estado contrayendo inconsciente

---

* *Rosebud* en inglés además de ser literalmente 'capullo de rosa', es una forma alegórica de referirse al esfínter anal. La autora lo usa varias veces en el texto, como analogía de que su movimiento de contracción y relajación se asemeja al de un capullo de rosa en proceso de floración (N. de la T.).

y sistemáticamente durante tanto tiempo que ni siquiera somos conscientes de que estamos atrapadas en un estado de inmovilidad y debilidad antinatural. No tenemos ni la menor idea de lo que es sentir alivio, relajación, flexibilidad y expansión en esta zona del cuerpo. Este estado de tensión se ha convertido en lo normal, y nosotras sin enterarnos.

Puesto que la pelvis es una zona en la que existen tantas conexiones, cuando la fortaleces mediante los ejercicios de contracción y relajación del suelo pélvico, también liberas tensión de los isquiotibiales, de la cara interna de los muslos, del sacro, de la zona lumbar y de los flexores de las caderas, a la vez que ayudas a despertar de nuevo los músculos más profundos y estructurales de tu *core*. ¡Aaah, por fin libres de esas molestias y dolores en nuestra zona lumbar y caderas que tantas padecemos! Por si eso fuera poco, una pelvis relajada, flexible, más conectada y segura hace que el sexo sea más agradable, y en muchos casos, que nos sea más fácil llegar al orgasmo. De hecho, tengo bastantes clientas que sufrían muchos problemas para llegar al orgasmo (o que no habían llegado nunca) hasta que aprendieron a despertar y relajar su suelo pélvico. Tomar conciencia de él y aprender a conectar con él transformó por completo su capacidad de sentir, estar presentes, disfrutar de su cuerpo, estar unidas a sus parejas, y tener relaciones sexuales más satisfactorias y una conexión más profunda.

Esto no es más que el principio. La salud de nuestro suelo pélvico afecta directamente a cada área de nuestro cuerpo y de nuestra vida. ¡Por eso este tema merece todo un libro!

Estamos tan acostumbradas a estar en tensión que muchas no sabemos relajarnos. No podría decir cuántas de mis clientas no tenían ni idea de qué era el suelo pélvico —hasta me han preguntado si los hombres también lo tenían—, mucho menos de cómo relajarlo. Literalmente, no tienen conexión alguna con esta parte de su cuerpo. Si a ti te pasa lo mismo, puedes estar segura de que no eres la única. No obstante, esto hay que remediarlo, porque cuando estamos desconectadas del suelo pélvico, significa que estamos en un estado de contracción y tensión constante. Esta situación no solo nos conduce a vivir con miedo, sino que indica que vivimos de ese modo. Nos contraemos, porque luchamos por sobrevivir. O al menos, esto es lo que nos dice nuestro cuerpo.

Afortunadamente, gracias a mis clientas, también he observado que cuando identificamos el problema, basta con un minuto para dar el paso y crear la conexión entre el cerebro y el suelo pélvico, para despertar toda una parte de nuestro cuerpo que hemos estado reprimiendo durante años.

RESTAURA TU SUELO PÉLVICO

Una vez has aprendido a identificar los músculos de tu suelo pélvico para activarlos y relajarlos, tienes el poder de controlar tu reacción al estrés. Cuando te contraes, le estás indicando a tu cerebro y al resto de tu cuerpo que estás estresada, comprimida, retorcida. Al relajar los músculos pélvicos, el resto del cuerpo lo nota y sigue el ejemplo.

La práctica siguiente te ayudará a entender qué hace tu cuerpo con el estrés, y dónde y cómo lo retiene. Te servirá para relajarte, calmarte y fortalecerte; esto no solo te dará un aspecto más juvenil y vital, sino que te sentirás de ese modo. Asimismo, notarás más fluidez y flexibilidad en tus caderas y pelvis, y te conectará con la base de tu *core*.

Cierra los ojos y visualiza los músculos de la base de tu *core*, entre tus isquiones, los que usas para detener la orina a mitad de la micción. Sin utilizar tus nalgas o abdominales, contrae el esfínter anal hacia dentro y hacia arriba, y mantén la contracción. Deberías notar que los músculos que rodean tu vagina se contraen.

Contrarresta este movimiento aflojando los músculos, sintiendo el espacio entre tus isquiones y dejando que florezca tu rosa. Siente como se relaja la base de tu *core*, y relaja y expande un poco más a partir de ahí, hasta que experimentes que tu sensación de compresión ha cedido por completo. Notarás que se te relaja el vientre, se te aflojan los hombros y se te liberan la mandíbula y la cabeza. Haz este ejercicio en series de seis a ocho repeticiones, en cualquier momento y lugar. Puedes hacerlo en el coche, haciendo cola o, incluso, antes de meditar o hacer un ejercicio, para activar tu superpoder.

Al principio, tendrás que concentrarte en mantener esta conexión, recordándote una y otra vez que has de aflojar esta zona. Pero cuanto más lo haces, más fácil resulta, porque estás creando una conexión neuromuscular cuerpo-cerebro. Cuando hayas entablado esa conexión y experimentado la sensación (¡y los beneficios!) de liberar conscientemente el suelo pélvico, se vuelve cada vez más fácil.

Yo tampoco conocía esta conexión. La desconocía, incluso, como atleta fuerte y competitiva que, en general, era bastante consciente de su cuerpo. No tenía la menor idea de que estaba contrayendo constantemente mi suelo pélvico. A decir verdad, era totalmente inconsciente de él y de sus poderes mágicos. La rigidez que tenía en esa zona se manifestaba en la falta de flexibilidad de mis isquiotibiales y caderas, en mi mandíbula superapretada, en el dolor en la zona lumbar y en el ceño fruncido.

Con el tiempo, te parecerá increíble, como me ha pasado a mí, que liberar de tensión esta zona pueda cambiar tanto tu vida, no solo en el plano físico, sino en el holístico y emocional.

Las caderas

Las caderas también forman parte de este centro de poder. Anatómicamente, la cadera tiene muchos ligamentos: los músculos se unen a los huesos y estos a su articulación. Existen muchas capas de conexión en las caderas, que cumplen la importantísima función de unir las piernas a la pelvis. Es esencial que seamos conscientes de esto, porque la congestión suele producirse en las zonas de unión. Las caderas son uno de sus sitios favoritos. Han sido diseñadas para el movimiento, y esto es justamente lo que han de facilitar los ligamentos.

¿Conoces el dicho «úsalo o lo perderás»? Pues se puede aplicar a las caderas. Cuando pasamos mucho tiempo sentadas o no movemos las caderas, como se supone que hemos de hacer, todos estos ligamentos y tejidos se comprimen, se tensan, se vuelven pesados y densos. Normalmente, no alargamos, expandimos, descomprimimos, estiramos o abrimos las caderas con la asiduidad que nuestro cuerpo necesita para estar bien. Por regla general, cuando no movemos una zona del cuerpo, esta se vuelve perezosa, más gruesa, densa y débil, y su funcionamiento dista mucho de ser óptimo. En nuestra sociedad moderna, no movemos demasiado las caderas, al menos no en la medida que deberíamos.

Cuando acumulamos tensión en ellas, se acortan nuestras piernas, las caderas se ensanchan y están más comprimidas. Empezamos a caminar tiesas, con pasos cortos y bruscos, en lugar de hacerlo con los movimientos elegantes y fluidos propios de la cadera. Sin este movimiento fluido, no liberamos energía, ni eliminamos fluidos, toxinas, tensión y emociones. Empezamos a tener dolor en las rodillas y en la espalda, y adoptamos una mala postura, que puede descompensar todo nuestro cuerpo.

El suelo pélvico y la salud holística

Tal vez, más que con ningún otro centro de poder, la salud del suelo pélvico afecta a nuestra salud holística. En las tradiciones orientales, el suelo pélvico se considera la raíz o la base de la cual extraemos nuestra energía vital o *chi*. Igual que un árbol con las raíces expuestas se vuelve inestable, lo mismo nos sucede con nuestro cuerpo cuando el suelo pélvico ha perdido su alineación. Si este no está conectado adecuadamente y no nos sentimos enraizadas, en sintonía, asentadas, es imposible equilibrar e integrar el resto del cuerpo físico y el sistema energético.

Si has asistido a alguna clase de yoga, probablemente en algún momento habrás oído que retenemos emociones en las caderas. Es bastante habitual que nos entren ganas de llorar al hacer ejercicios de apertura de caderas; quizás a ti te haya pasado, como me sucedió a mí la primera vez que practiqué yoga en la universidad.

Cuando abrimos y relajamos las caderas, liberamos las emociones que almacenamos en ellas. Del mismo modo que nuestras caderas se pueden congestionar físicamente, también les puede ocurrir en el plano energético y emocional. Cuando no somos capaces de procesar o trabajar nuestras emociones, se estancan, se vuelven pesadas y se bloquean. A menudo, experimentamos esta acumulación en nuestras caderas, por la gran cantidad de inserciones anatómicas que conectan las partes superior e inferior de nuestro cuerpo. Mientras que asociamos ciertas áreas del cuerpo con emociones específicas, las caderas actúan de un modo más general. Cualquier emoción puede quedar bloqueada y almacenada allí. Desde la perspectiva oriental, este bloqueo es lo que obstruye la energía vital.

El chakra raíz

El chakra raíz es el primero, se sitúa en la región pélvica y se asocia con las glándulas reproductivas. Su color es el rojo. Allí es donde almacenamos información sobre nuestros cimientos primordiales u origen. Es el lugar de donde emanan la vida y la energía vital.

Se cree que es donde almacenamos los traumas familiares. Es decir, parte del dolor y de las experiencias de nuestros antepasados todavía están presentes en nuestro interior y se manifiestan en nuestra vida. Las religiones y filosofías orientales contemplan esto de diversas formas. En las filosofías hinduistas, por ejemplo, existe el concepto de *pitra dosh*. Según este concepto, se cree que tenemos una deuda kármica con nuestros antepasados, que en los vivos se manifiesta a través de la carta astral de cada persona.

Tal vez no sientas una predilección especial por la teoría de los chakras, pero la epigenética apunta a este mismo fenómeno desde la perspectiva de la ciencia occidental. Esta estudia la forma en que nuestros genes expresan nuestra herencia genética sin que se produzcan modificaciones en la estructura subyacente del ADN. Uno de los ejemplos más conocidos de la epigenética en acción se basa en un estudio realizado en la Universidad McGill y el Douglas Mental Health University Institute ('instituto universitario para la salud mental Douglas'). Observaron que los hijos de las mujeres que estuvieron embarazadas durante una tormenta de hielo masiva que se produjo en Quebec tenían unos patrones característicos de ADN, debidos a la exposición de sus madres al estrés.

Es decir, si una futura madre sufre algún tipo de trauma, este puede ser transmitido al feto a través de los genes. Tal vez no seas consciente de esto; sin embargo, si te sucede algo traumático, tu reacción podría verse afectada por el vínculo genético con el trauma de tu madre. Por ejemplo, podrías tener una predisposición a los ataques de pánico, porque así es como reaccionaba tu madre a su trauma. No obstante, también es importante que sepas que esto no significa que estés destinada a tener ataques de pánico. Todas estamos predispuestas a ciertas condiciones debido a nuestra herencia, pero se ha demostrado científicamente que nuestro estilo de vida y nuestra actitud mental tienen más peso que las predisposiciones genéticas.

Los investigadores han descubierto recientemente que la exposición crónica a la hormona del estrés cortisol provoca mutaciones visibles en los ratones y los predispone a dicho estado. En lo que a nosotras nos atañe, esto significa que si en nuestra etapa fetal estuvimos expuestas a un exceso de cortisol en el útero, es posible que sufriéramos una mutación celular por transferencia, que nos predispone al estrés.

Esto no significa que tu futuro esté grabado en piedra (o en tus células) y que no se pueda cambiar, pero tendrás que tomar más medidas preventivas en tu estilo de vida para protegerte del estrés que una persona que no tenga dicha predisposición. Afortunadamente, en este ejemplo específico de estrés heredado, las decisiones que tomes sobre tu estilo de vida e higiene emocional suponen el 95 % de la sanación. Ten por seguro que tu destino está firmemente bajo tu control.

El suelo pélvico y el estrés

Como ya he mencionado, la inmensa mayoría de las mujeres somos totalmente inconscientes de que nuestro suelo pélvico se encuentra constantemente contraído. Cuando estamos contraídas, es porque, consciente o inconscientemente, padecemos estrés. Reforzar el suelo pélvico no es tarea fácil. Si siempre lo tienes contraído, es que padeces estrés crónico, tanto si te das cuenta de ello como si no. Tu sistema nervioso vive estresado. Este estrés también se manifiesta físicamente, por ejemplo con un poco de incontinencia al reírte o estornudar, un coxis demasiado encorvado hacia dentro, unas nalgas flácidas, dificultad para evacuar, unos rotadores de la cadera débiles o una zona lumbar sobrecargada y a veces dolorida; resumiendo, estrés.

¿Recuerdas que he mencionado que teníamos emociones bloqueadas en las caderas? Esto tiene una gran repercusión en nuestros niveles de estrés, porque siempre que una emoción no puede manifestarse y ser liberada, esa energía se estanca en nuestro cuerpo y se vuelve nociva; así se crea el malestar. Este puede presentarse literalmente como una enfermedad (porque el estrés debilita nuestras defensas) o a través de una sensación de estrés más generalizado y crónico.

A lo largo de este libro, revisaremos muchas técnicas prácticas para reducir el estrés y atajarlo de raíz en la planta baja, es decir, el suelo pélvico.

> **LA HIGIENE DEL ESTRÉS DEL SUELO PÉLVICO**
>
> Empieza a crear nuevos hábitos no reactivos en torno al estrés. Prueba este sencillo ejercicio para contrarrestarlo, cuando te des cuenta de que te estás contrayendo.
> Coloca suavemente los pies sobre la tierra. Siente tu dedo meñique del pie, el dedo gordo y el talón, a los que suelo llamar el trípode. Siente el suelo debajo de ti y cómo te sostiene la tierra. Nota tu propia presencia y repite tres veces: «Estoy a salvo».

Medicina del movimiento para el suelo pélvico

Expandir y fortalecer el suelo pélvico, los isquiotibiales, las caderas y la parte inferior de la pelvis nos pone en contacto con una parte oculta de nuestro cuerpo, que nos ayudará a reconectar con una fortaleza profunda. Esto te aportará una sensación de soporte que puede que no hayas sentido en mucho tiempo. En la mayoría de las modalidades de movimiento no se tiene en cuenta el suelo pélvico, incluso en muchos de los ejercicios de fisioterapia o trabajo corporal. Cuando estimulas esta parte del cuerpo, descubres una nueva fuente de energía. A través de estos movimientos aprenderás a aprovechar esta energía para lograr conexión, creatividad, motivación y concentración.

Aunque estos ejercicios se hacen con un balón blando, puedes usar uno de cualquier otro tipo* mientras sea blando, como los inflables para niños. Si deseas comprar el de mi marca Body Sphere para hacer estos ejercicios o ver mis videos con la Sphere, puedes visitar mi sitio *web* www.laurenroxburgh.com.

Advertencia de seguridad: te recomiendo que empieces con un balón más blando o una Body Sphere para hacer estos ejercicios e ir trabajando tu cuerpo hasta que puedas usar otro más duro. Hínchalo al 60 o 70 %, ese es el volumen óptimo. Si ya tienes un balón que está demasiado lleno y es demasiado firme, sácale un poco de aire antes de empezar.

Sentada en tu espacio sagrado

Coloca tu balón blando sobre la esterilla y siéntate sobre él con las piernas cruzadas. Deja que se expanda tu suelo pélvico sobre el balón; con la ayuda de las manos, recoloca tus isquiones sobre él para que se expanda la hamaca muscular pélvica. Inspira profundo y espira sintiendo que te afianzas más sobre el balón y la tierra. A continuación cierra los ojos para conectar contigo misma, y vuelve a inspirar contando hasta ocho; siente la presión que ejerce tu diafragma sobre tus órganos y cómo expande tu suelo pélvico. Al espirar, sigue con los ojos cerrados y contrae tu suelo pélvico hacia dentro y hacia arriba; mantén esta posición contando hasta diez. Inspira contando hasta ocho, relaja el suelo pélvico y visualiza como ese capullo de rosa florece; mientras reafirmas tu postura sobre el balón, libera el estrés y la tensión a través de todo el cuerpo. Repite este ejercicio de ocho a diez veces.

---

* Como un balón blando de pilates tamaño pequeño (N. de la T.).

El centro de poder del suelo pélvico

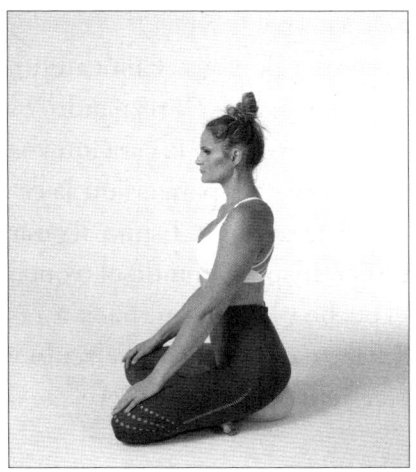 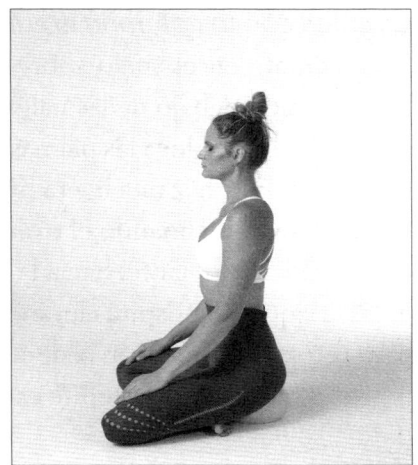

Sentada en tu espacio sagrado

Extensión y flexión sentada

Siéntate en el suelo sobre tu esterilla de yoga, colócate un balón blando debajo de los isquiones y cruza las piernas; deja que tu suelo pélvico se relaje sobre el balón. Coloca las manos con las yemas de los dedos tocando el borde de cada rodilla. Inspira contando hasta ocho, a la vez que extiendes y arqueas la columna, levanta el pecho y mira hacia arriba. A continuación espira contando hasta diez, a la vez que encorvas el coxis e inclinas la nariz hacia el pubis y el balón rueda ligeramente hacia delante. Repite este ejercicio de ocho a diez veces.

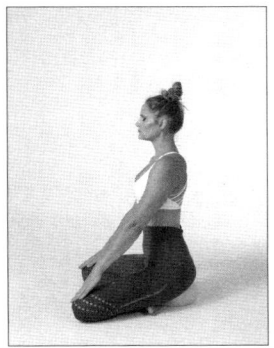 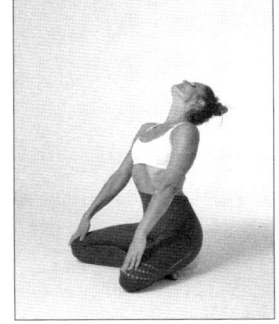 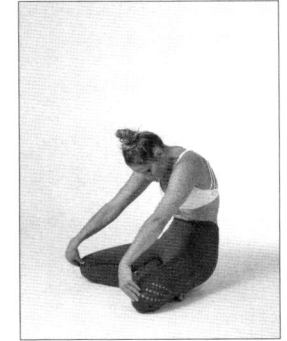

Extensión y flexión sentada

Círculos con la columna erguida

Siéntate en el suelo sobre tu esterilla de yoga. Colócate un balón blando debajo de las nalgas y siéntate sobre él, relajando los isquiotibiales. Coloca las palmas de las manos sobre la cara interna de las rodillas y haz una ligera presión sobre ellas para erguir la espalda. Inspira inclinando el tronco hacia la derecha. Espira al girar el tronco hacia delante, hacia la esterilla. Inspira girando el tronco hacia la izquierda. Espira elevando el pecho y la columna hacia atrás para retomar la posición sedente. Invierte el sentido del círculo y repite el movimiento. Repite este ejercicio de ocho a diez veces.

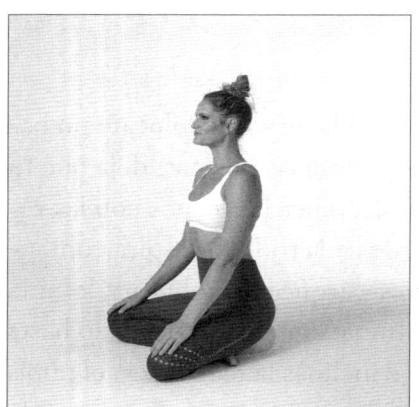
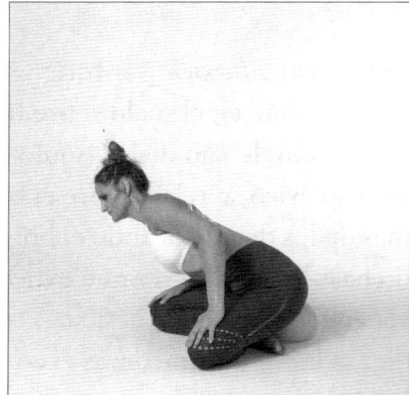
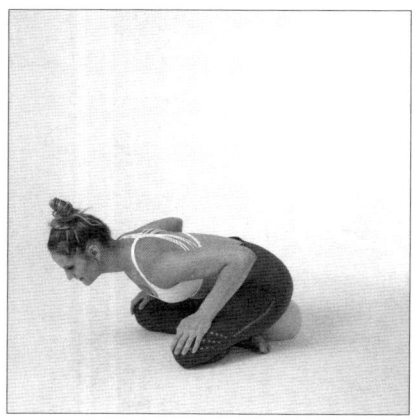
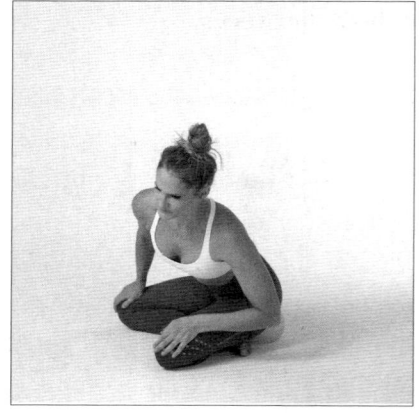

Círculos con la columna erguida

Extensión de los músculos isquiotibiales

Siéntate en el suelo sobre una esterilla y coloca el balón blando debajo de tu isquión izquierdo. Flexiona la rodilla derecha apoyando el pie en el suelo. Coloca los brazos por detrás de la columna a unos cuantos centímetros de separación, gira las manos hacia los lados y apóyate sobre los dedos, que estarán orientados hacia fuera. Inspira abriendo el pecho y siéntate erguida. Espira deslizando las caderas hacia atrás, mientras el balón rueda por el isquiotibial izquierdo. Inspira y vuelve a deslizarte hacia la nalga y regresa a la postura sedente con la espalda erguida. Repite este ejercicio de ocho a diez veces.

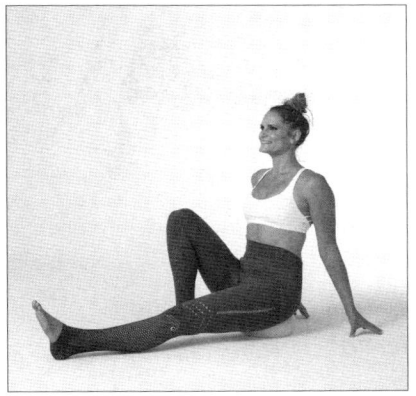
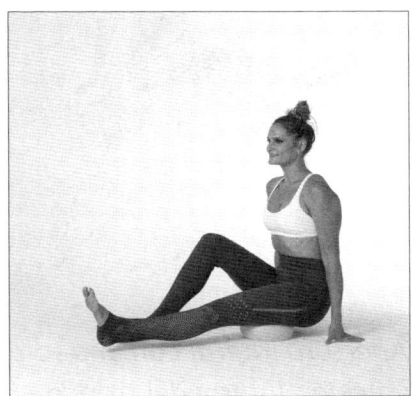

Extensión de los músculos isquiotibiales

Apertura de piernas (split) lateral con rotaciones

Siéntate sobre tu esterilla de yoga. Colócate el balón debajo de los isquiones. Abre las piernas y extiéndelas hacia los lados para hacer un *split*, permitiendo que las rodillas estén ligeramente flexionadas. Coloca las manos detrás de la espalda y apóyate sobre los dedos ejerciendo presión sobre ellos para elevarte. Al inspirar, haz presión sobre los dedos de las manos, endereza la columna, levanta el pecho y coloca los pies de modo que los dedos queden mirando hacia el techo, a la vez que rotas sobre los isquiones hacia atrás y estiras la pelvis, la cara interna de los muslos, los tobillos y los pies. A continuación, exhala y gira las piernas y los pies hacia dentro; los dedos quedarán mirando hacia abajo. Luego vuelve a deslizarte hacia atrás, mientras los tobillos giran hacia fuera y los dedos de los pies vuelven a mirar al techo. Repite este ejercicio de ocho a diez veces.

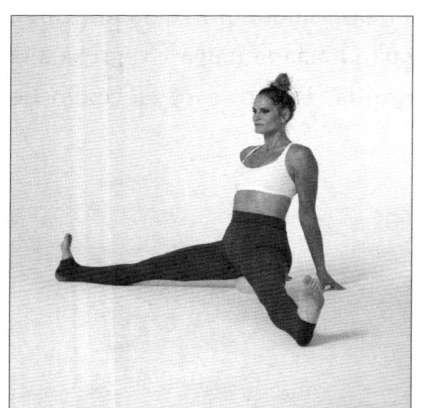 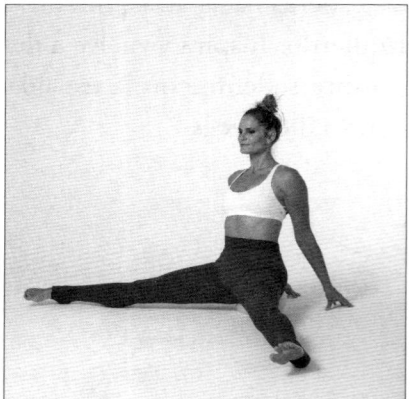

Apertura de piernas (*split*) lateral con rotaciones

Apertura lateral con una sola pierna y flexión lateral del tronco

Siéntate sobre tu esterilla de yoga. Colócate el balón debajo de los isquiones y siéntate sobre él. Flexiona la pierna izquierda hacia dentro, de modo que el talón toque la pelota. Extiende la pierna derecha hacia la derecha. Al inspirar, siente que tu pelvis se hunde en el balón. Al espirar, relaja tus tejidos. Eleva el brazo izquierdo inspirando de nuevo y espirando inclínate hacia la derecha, deslizando la mano derecha por la espinilla de la pierna derecha. Al inspirar, eleva de nuevo el tronco. Repite este ejercicio de ocho a diez veces.

El centro de poder del suelo pélvico

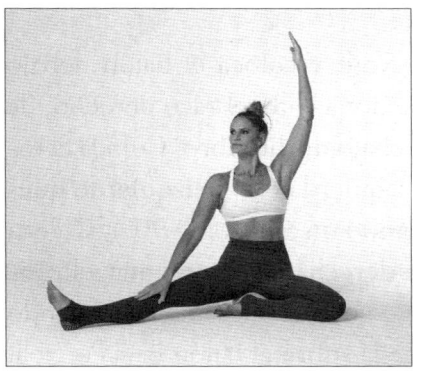 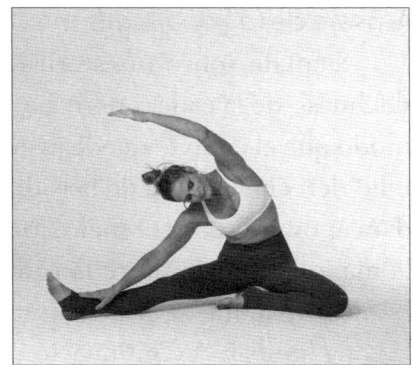

Apertura lateral con una sola pierna y flexión lateral del tronco

Descarga de la cadera

Siéntate sobre tu esterilla de yoga y coloca el balón debajo de la cadera derecha. Estira la pierna derecha. Cruza la pierna izquierda por encima de la derecha y apoya la planta del pie en el suelo. Coloca la mano derecha debajo del hombro derecho. Al inspirar, flexiona la rodilla derecha para rodar sobre el balón hacia arriba, hacia la zona de la cadera. Al espirar, descarga y rueda hacia abajo. Repite este ejercicio ocho veces con cada lado.

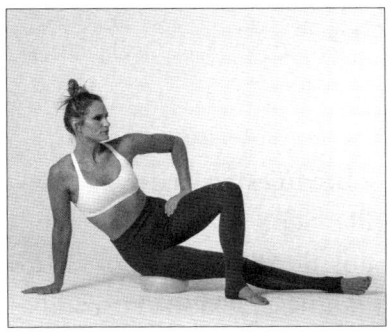 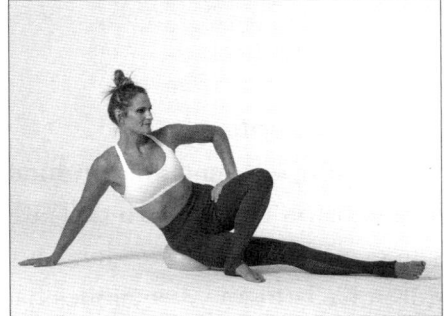

Descarga de la cadera

Masaje de la zona lumbar

Siéntate sobre tu esterilla de yoga y coloca el balón debajo del hueso de la cadera derecha. Flexiona el antebrazo derecho, de modo que el codo te quede justo debajo del hombro. Coloca el tobillo derecho encima de la rodilla izquierda (el pie izquierdo quedará apoyado sobre el suelo, formando un ángulo de 90°). Coloca la mano izquierda sobre la rodilla derecha para fomentar el estiramiento; ahora, al inspirar gira el coxis hacia arriba, encorvando la zona lumbar. A continuación rueda sobre el balón hacia arriba, masajeándote el costado de la zona lumbar. Al espirar, vuelve a rodar hacia abajo, hasta la parte superior de la cadera, arqueando ligeramente la columna. Repite este ejercicio de ocho a diez veces con cada lado.

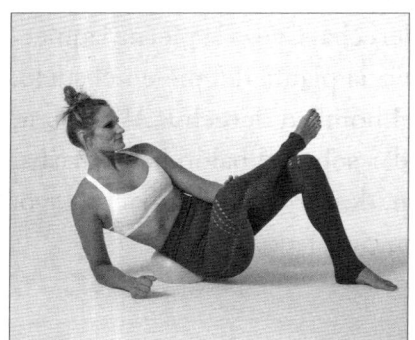 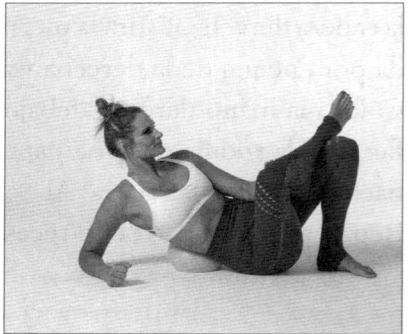

Masaje de la zona lumbar

Sentadilla profunda

Realiza una sentadilla profunda sobre tu esterilla de yoga. Coloca el balón en el centro de la esterilla. Separa los pies sobrepasando el ancho de las caderas y gíralos de modo que los dedos miren hacia fuera y los talones hacia dentro. Flexiona las rodillas hacia fuera a medida que vas bajando en la sentadilla para sentarte sobre el balón y junta las manos en medio del pecho, en la postura de orar. Inspira rodando hacia la derecha, mientras el balón se desplaza hacia la izquierda. Espira rodando hacia la izquierda, desplazando el balón hacia la derecha. Vuelve al centro y permite que la pelvis y el suelo pélvico se liberen de tensiones. Repite este ejercicio ocho veces.

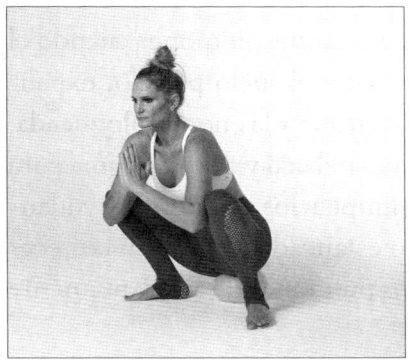
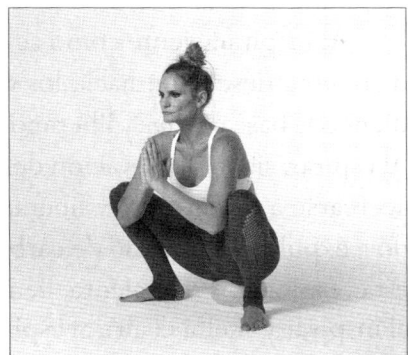

Sentadilla profunda

Siéntate sobre los talones

Coloca el balón en el centro de tu esterilla de yoga y siéntate sobre los talones encima del balón; separa bien las rodillas, y los talones quedarán elevados en dirección a las nalgas. Coloca las palmas de las manos sobre los muslos. Al inspirar, inclina el tronco hacia la izquierda, mientras presionas hacia abajo la rodilla derecha con la mano derecha. A continuación, espira e inclínate hacia la derecha, presionando la rodilla izquierda hacia abajo con la mano izquierda. Repite este ejercicio de ocho a diez veces.

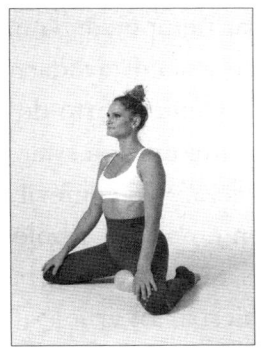
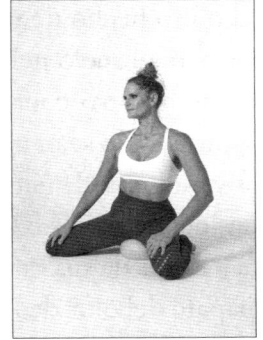
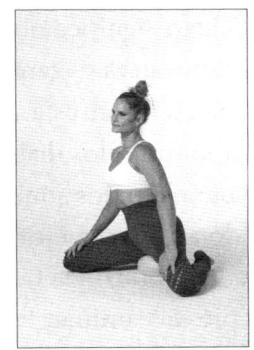

Siéntate sobre los talones

Oxigena tu suelo pélvico

Siéntate en una silla o sobre tu esterilla de yoga. Vamos a practicar la expansión y contracción del diafragma y el suelo pélvico al respirar.

Al inspirar, siente como se expanden tus pulmones cuando el diafragma desciende hacia los órganos y el suelo pélvico, expandiendo la base del *core* y liberando la tensión y la energía bloqueada. Al espirar, siente la elevación del suelo pélvico y del diafragma para acercarse a las costillas y liberar y limpiar los pulmones, ayudando a expulsar el dióxido de carbono estancado. Repite cinco veces esta respiración consciente, llena los pulmones de aire lentamente al inspirar y suelta el aire al espirar.

Sana y equilibra tu suelo pélvico

Permanece en contacto con la madre naturaleza

Las diferentes áreas del cuerpo están asociadas a cada uno de los cuatro elementos (tierra, aire, agua y fuego). Por ejemplo, nuestro chakra base —el chakra raíz, es decir, nuestro suelo pélvico— se asocia al elemento tierra. Estar en contacto con la tierra y con raíces ayuda a equilibrar esta área del cuerpo. Cuando el suelo pélvico está rodeado de la energía tierra, podemos decir que literalmente está en su elemento.

Esto significa que el mero hecho de pasar tiempo con la madre naturaleza es sanador para el suelo pélvico y puede ayudarnos a conectar con esta área de nuestro cuerpo. Dedica parte de tu tiempo todos los días —aunque solo sean unos minutos— a estar en contacto con los sonidos y olores de la naturaleza. Pon el móvil en modo avión o, mejor aún, déjalo en casa. Contempla los árboles y su conexión con la tierra a través de sus raíces. Siente la tierra bajo tus pies al caminar. Empápate del olor de la hierba, los árboles, las plantas y la tierra. Siéntate sobre la hierba, debajo de un árbol, y conecta físicamente tu suelo pélvico con la tierra: quédate ensimismada, siente tu cuerpo, medita, lee un libro o haz un pícnic. No importa lo que hagas, mientras experimentes esa conexión física con la tierra.

Baño de bosque

En la cultura japonesa, existe la práctica del «baño de bosque» (o *shinrin-yoku*).* A principios de la década de 1980, la Forest Agency of Japan ('agencia forestal del bosque de Japón') animó a la población a salir a estar en contacto con la naturaleza. No era una invitación a bañarse literalmente en el bosque, sino a disfrutar de su exuberante riqueza. Desde entonces, las investigaciones científicas han ratificado el hecho de que darse un baño de bosque mejora el estado de ánimo, eleva el nivel de energía y reduce el estrés. También se ha demostrado que baja la frecuencia cardíaca y la presión arterial, y refuerza las defensas. Darse un baño de bosque no representa un gran esfuerzo, como ir a caminar; simplemente implica estar, sentir y absorber. Si no puedes ir al bosque, un parque también sirve.

Conecta con los ciclos de la tierra

Para las mujeres, el suelo pélvico se basa en los ciclos —al fin y al cabo, es por donde menstruamos—, lo que también se conoce como el «ciclo lunar» de la mujer. Es un nombre muy oportuno, porque nuestra ovulación se rige por la luna. (¿Sabías que los índices más altos de concepción se producen en torno a la luna llena?). Todos los meses, madura un óvulo, y o nos quedamos embarazadas o nos deshacemos de él. Es el ciclo elemental de la creación. En muchas culturas, este ciclo se considera sagrado, y sin duda lo es.

La jardinería puede ser una práctica extraordinariamente terapéutica, a la vez que nos ayuda a ser conscientes de nuestros

---

* En el libro de M. Amos Clifford, *Baños de bosque* (Editorial Sirio, 2018) se aborda en profundidad esta práctica.

propios ciclos, porque este arte se basa en los ciclos. No solo nos conecta con las raíces y la Madre Naturaleza, sino que nos sintoniza con los ciclos naturales, los ritmos de la tierra y de la vida. La jardinería nos recuerda que, del mismo modo que nuestros jardines necesitan algo un poco distinto cada día para florecer, a nuestro cuerpo le sucede lo mismo.

Dedica parte de tu tiempo a cuidar tu jardín, y si no tienes, puedes hacerte uno. No tiene por qué ser grande ni complicado: un jardín interior con hierbas aromáticas en macetas para dentro de casa o para colgar en la ventana o el balcón bastará. De hecho, puede que te quieras dedicar a cuidar de una sola planta. Cualquier modalidad que elijas para tus plantas servirá, mientras las cuides conscientemente. Observa los aromas, las raíces, cómo se hunden estas en la tierra, observa sus ciclos y su fertilidad. Sé testigo del poder de la creación a través de tu jardín.

Cocina consciente

Aunque no lo veamos de este modo, los alimentos son la forma más básica y fundamental de energía vital. La comida nos nutre y sustenta. Como ya hemos visto, la energía vital siempre se relaciona con la región pélvica, puesto que el *chi* emana de esa zona de nuestro cuerpo. Me encanta recordar esto cuando voy a comprar al mercado de agricultores y encuentro muchos ingredientes frescos. Me dedico a seleccionar los colores y sabores que alimentarán y darán vitalidad a mi familia. Me los llevo a casa con gratitud y los cocino con mis mejores intenciones. Pienso en que quiero transmitir a mi familia el amor, el poder curativo y la energía vital que contienen esos alimentos.

Para mí cocinar es una práctica meditativa que me conecta con la tierra. Pasamos la mayor parte del día en el estado yang masculino de actuar, y vivimos en un mundo yang de «hay que hacer esto». Cocinar es un acto curativo y de recibir energía yin, lo que significa que invoca el aspecto femenino, creativo y restaurador de nuestra naturaleza, tanto en hombres como en mujeres. En este estado yin, podemos relajarnos, estar presentes y volver a sentir. Recoger ingredientes frescos de la tierra, olerlos, probar la comida, cocinar, darle unos sorbos a un vaso de vino y compartir el pan con amigos y familiares te ayudará a despertar tus sentidos, calmar tu sistema nervioso y estar más presente.

Aunque no puedas preparar todas las comidas de este modo, hacerlo una vez a la semana te servirá para equilibrarte y centrarte. No te preocupes por hacer cosas especiales o preparar muchos platos; si no te desenvuelves bien en la cocina, empieza por algo sencillo y fácil que te permita utilizar buenos ingredientes y probar nuevas especias. ¡Incluso puedes empezar preparando una ensalada con un surtido de verduras troceadas de diferentes colores! Permite que la práctica de cocinar se convierta en un santuario para todo tipo de sanación.

Elige lo que introduces en tu vida

Puedes cambiar emocionalmente el estado de tu suelo pélvico físico y tus raíces emocionales decidiendo conscientemente de quién o de qué te rodeas, es decir, con quién pasas tu tiempo, dónde y cuándo. ¿Qué mejor forma de ejercer el poder sobre tu propia vida que siendo consciente de la energía que das y recibes?

Incluyo esto como consejo de estilo de vida porque dedicamos mucho tiempo a tomar decisiones —a menudo, inconscientemente— sobre qué personas o cosas incluimos en nuestra vida. De hecho, la vida es en sí misma una constante toma de decisiones. Tus relaciones son una elección, la forma en que pasas tu tiempo también lo es, así como con quién lo pasas. Procura ser consciente de esas decisiones durante el día. Usa tu propio poder para rodearte de lo que te ayuda a sentirte bien.

DATE UN BAÑO DE SAL MARINA Y ARTEMISA

1 taza de sal marina
340 gramos de infusión de hojas de artemisa

Para conseguir una armonización general, disuelve sal marina y artemisa en tu baño. La artemisa, o *Artemisa vulgaris*, es conocida por sus propiedades curativas y efectos calmantes. También se usa como anestésico tópico natural, y además tiene propiedades antibacterianas y antifúngicas. Cuando se aplica sobre la piel, calma el escozor, el picor y el dolor. Alivia los eccemas y las irritaciones de la piel. Es fácil preparar la infusión de artemisa para darte un baño. Necesitas hojas de artemisa secas a granel. Para hacer la infusión, basta con poner las hojas de artemisa en agua caliente.
Es mejor que te des el baño antes de acostarte, porque la artemisa relaja y favorece el sueño profundo y restaurador. En las culturas antiguas, se utilizaba como estimulante uterino para provocar el sangrado en caso de retraso del período o para regular el ciclo menstrual natural.

Para este baño, prepara tu bañera como de costumbre. Mientras se está llenando, haz la infusión. Cuando esté hecha viértela en la bañera utilizando un colador para que no caigan las hojas. Puedes comprar esta planta medicinal en una tienda de productos naturales o por Internet.

Mantra y visualización para el suelo pélvico

*Me siento conectada con la tierra, siento
su soporte y su abundancia.*

Siéntate en una postura que te resulte cómoda, sobre un cojín o un balón blando. Cruza las piernas y siente que tus isquiones se vuelven pesados. Ahora observa la alineación de tu columna, que adopta una postura neutra. Eleva los hombros en dirección a las orejas, inspirando profundo, relájalos y bájalos al espirar. Relaja todo tu cuerpo.

Lleva tu atención a la estructura anatómica de la base de tu *core*, la hermosa hamaca de fuerza, soporte, fluidez y poder. Ahora, visualiza como la hamaca muscular circular se cierra y se eleva, como un capullo de rosa. Elévala en dirección a tus órganos y mantén la contracción, procurando no usar otros músculos anejos, como los abdominales superiores y flexores de la cadera. Relaja lentamente el suelo pélvico, siente como florece tu rosa. Observa como se relaja tu columna, desde la cabeza hasta el coxis, con esta energía de entrega. Siente que todo tu sistema nervioso empieza a entrar en un estado de calma.

Vuelve a contraer hacia arriba los músculos de la pelvis y observa la energía. Es la energía del control y de hacer que las cosas pasen. Es la energía de la fuerza. Relaja los músculos y observa como se aflojan los hombros y la mandíbula. Observa como conecta todo tu cuerpo con la energía de la entrega. Es la energía femenina nutritiva del ser, de la sanación y de no aferrarse.

Esta es la diferencia entre controlar y dejar correr, entre tensión y relajación. Necesitamos las dos energías en diferentes momentos de nuestra vida, no solo para sobrevivir, sino para prosperar. Cuando profundizamos en nuestra percepción de estas energías, alcanzamos una mayor conexión con nosotras mismas, con nuestro verdadero camino, con quiénes somos y con la razón por la que estamos aquí.

Vuelve a trasladar tu atención a tu suelo pélvico. Mantén tu energía de entrega y relajación, observa la sensación de calma, paz y presencia que experimentas cuando te dejas ir. Es en esta sensación de presencia donde residen la felicidad, el júbilo y la conexión contigo misma, con los demás y con todas las cosas.

Permanece con esta energía ligera y fácil, en el tranquilo estado de «descanso y digestión», sintiendo la relajación, la conexión y la estabilidad que nos aporta esta energía de la base de nuestro *core*. Siente lo importante que es para el resto de la columna y del cuerpo. Observa de qué forma esta energía tranquila te ayuda a expandirte, como si fueras un globo. Tu energía ya no está comprimida hacia abajo; ahora puede expandirse hacia fuera. Disfruta de esta hermosa, vibrante y resplandeciente energía.

Todo empieza aquí.

Activa tu superpoder del despertar a través del suelo pélvico

El suelo pélvico es el lugar donde despertamos nuestro sentido de poder personal, al sentirnos estables y a salvo en nuestra vida. A medida que ascendamos por nuestros centros de poder, iremos forjando este poder personal, pero primero hemos de despertarlo. Despertamos nuestro poder en su mismísima base: el suelo pélvico.

Cuando este está sano y equilibrado, te sientes segura en tu piel, te sientes enraizada en tu vida y en tu mundo. La creación se manifiesta a través de ti, tus tareas diarias no te suponen ningún esfuerzo y las realizas con fluidez. Tienes muy claro cuál es tu lugar en el mundo, muy claro qué es lo que funciona o no funciona en todos los aspectos de tu vida, y actúas de acuerdo con ese conocimiento. Aprendes a fluir con el mundo, en vez de remar a contracorriente.

El pilar del suelo pélvico nos enseña a conservar el equilibrio en nuestro cuerpo y en nuestra vida. Cuando nuestro pilar está sano, flexible y funciona bien, estamos abiertas a nuestro verdadero y auténtico poder. Nuestras raíces son fuertes y fértiles, y esto nos permite crecer de forma natural y relajada. Cuando nuestras raíces son firmes, podemos descansar en la tranquilidad de sentir nuestra solidez, fortaleza y serenidad.

Si todavía no lo has conseguido, no pasa nada. Creo que te llevarás una gran sorpresa cuando descubras que, una vez has despertado esta conexión, es infinitamente más fácil cultivar el sentimiento de poder personal. A partir de ese momento, descubrirás la libertad y la fuerza; el cielo es el límite en lo que a verdadera transformación y crecimiento personal se refiere. Sin embargo, no podemos crecer, fluir y evolucionar si no sentimos estabilidad, que estamos a salvo y seguras. Para ello hemos de erradicar todas las contracturas físicas, despertar esta fuerza durmiente y facilitar la salida a las emociones y la congestión estancadas, que coexisten en este centro de poder.

Ya hemos visto anteriormente que, mediante un esfuerzo consciente, podemos conseguir una mayor conexión entre el cerebro y el suelo pélvico. Esta conexión nos aporta beneficios físicos y para la salud, pero también hace que sintamos más nuestro poder personal en general.

Por último, un aspecto importante de nuestra expresión de poder personal es la creación. La creación puede manifestarse de muchas formas, según nuestros talentos y dones únicos. No obstante, en el suelo pélvico albergamos la mayor función creativa de todas: la capacidad de crear vida nueva.

TERAPIAS ALTERNATIVAS PARA EL SUELO PÉLVICO

Aromaterapia

La lavanda y el cedro tienen muchas propiedades curativas para el suelo pélvico y favorecen su equilibrio, porque son relajantes y terrenales. Ayudan a que nuestros sentidos estén más presentes, tranquilos y estables. Puesto que la zona raíz donde se localiza nuestro estrés pertenece al elemento tierra, entenderás por qué estas cualidades son tan efectivas y esenciales para nuestro bienestar.

Gemoterapia

A lo largo de la historia, los cristales y las gemas sagradas se han venido utilizando para limpiar, transformar y armonizar la energía y la salud física. Aunque nos parezca sobrenatural, nuestras células corporales comparten el mismo tipo de energía que los cristales curativos. Colocar ciertas gemas en nuestro cuerpo y en nuestro entorno ayuda a despertar, transformar, movilizar y equilibrar nuestra energía electromagnética. Muchas personas creen que las gemas pueden llegar a absorber la energía del campo cuántico y trasladarla a nuestro campo energético, algo así como una onda radiofónica. A continuación tienes algunas gemas y cristales conocidos por sus propiedades de limpiar, estabilizar y sanar el suelo pélvico:

* **Hematita**: absorbe las emociones tóxicas y limpia los sentimientos negativos de ansiedad y preocupación.
* **Jaspe rojo**: nos conecta con la tierra, estabiliza el estado de ánimo y calma la ansiedad.
* **Cuarzo ahumado**: equilibra, nos conecta con la tierra y ayuda a liberar las emociones negativas de celos e ira.

Para equilibrar tu suelo pélvico elige la gema que más te atraiga y colócatela sobre la zona pélvica. Mientras la tengas ahí, medita, relájate o visualiza el resultado que esperas obtener. Para beneficiarte más de tu gema elegida, puedes llevarla en tu bolso o en el bolsillo, engarzarla en alguna joya o colocarla en algún lugar de tu casa o de tu coche.

A mí me gusta tener las gemas en mi dormitorio, para beneficiarme de sus efectos mientras duermo. Esta es una manera muy poderosa de utilizar las gemas y cristales, porque cuando dormimos se activa nuestro subconsciente y tiene lugar la sanación profunda. Prueba a colocar la gema debajo de tu almohada o al lado de la cama. Observa cómo afecta a tus sueños y si te sientes más descansada a la mañana siguiente.

Infusión

La infusión de jengibre está hecha con la raíz de jengibre. Sus raíces alcanzan bastante profundidad en la tierra. Basándonos en su origen, esta infusión nos ayuda a poner los pies en el suelo y encarna la energía del chakra raíz.

Además de esta propiedad, el jengibre tiene aplicaciones muy prácticas, como la de reducir inflamaciones. También se ha demostrado su eficacia para aliviar los síntomas de la dismenorrea o el dolor agudo que experimentan algunas mujeres durante su ciclo menstrual.

Puedes comprar la infusión en bolsitas, pero es igualmente fácil prepararla tú misma. Yo troceo muy fino un pedacito de jengibre y lo dejo reposar en agua de diez a quince minutos. ¡Hay que colarla antes de servirla!

Nutre tu suelo pélvico

Plantas indicadas para el suelo pélvico: la salvia

La salvia es famosa por sus propiedades para purificar la energía. Esto es especialmente importante para el suelo pélvico, porque en esta zona retenemos muchas emociones y, por consiguiente, energía estancada. Puesto que el suelo pélvico es uno de los extremos de nuestro sendero neuronal, si limpiamos la energía en este punto, tendrá un efecto dominó sobre nuestra energía en general, y deshará bloqueos en todo el organismo.

Lo maravilloso de esta planta es que se puede usar de multitud de formas. La puedes tomar en infusión y para condimentar tus comidas. Pero también puedes quemar varitas o hatillos de salvia para purificar energéticamente tu espacio personal (casa, trabajo, etc.) o tu entorno.

Para usar una varita de salvia para purificar o limpiar tu espacio (conocido como limpieza energética), camina por el perímetro de la zona sosteniendo una vara de salvia encendida. Presta especial atención a los rincones y las puertas cuando hagas una limpieza. Céntrate en los rincones, porque parece que es donde más se estanca la energía. En cuanto a las puertas, se cree que pensamos mucho cuando entramos o salimos por ella —sobre adónde vamos o de dónde venimos—; por lo tanto, retienen más energía. Si observas que el humo se vuelve más gris en alguna zona, es un indicativo de que hay energía estancada.

Otra opción es colocar salvia en una bandeja de cerámica y dejar que se queme allí. Si vas a hacerlo contigo misma, hazlo en un espacio exterior para que no quede ninguna energía atrapada en tu espacio cerrado.

Vitaminas y minerales para el suelo pélvico
VITAMINA C

La vitamina C, o ácido ascórbico, es soluble en agua y es esencial para el crecimiento, desarrollo, reparación y conservación de varios tejidos y órganos del cuerpo. Desempeña un papel esencial en la síntesis del colágeno, componente esencial para los ligamentos que sostienen el suelo y los órganos pélvicos.

Personalmente, prefiero tomarla en tabletas masticables o en polvo para facilitar su absorción.

CALCIO

El calcio es el mineral más abundante en el cuerpo humano. Además de desempeñar un papel principal en la contracción de los músculos y los vasos sanguíneos, en la síntesis de las hormonas y en el funcionamiento del sistema nervioso central, refuerza los dientes y huesos, incluidos los de la pelvis.

El calcio se absorbe mejor si se toma con magnesio, porque es su forma más biodisponible, que significa que el cuerpo puede asimilarla mejor. Personalmente, prefiero tomar calcio en polvo (en Amazon lo encuentras fácilmente) y disolverlo en agua. Las verduras de hoja verde y oscura son una gran fuente de calcio.

HIERRO

El hierro es un suplemento importante durante el ciclo menstrual, para compensar la pérdida de sangre. La deficiencia de este mineral afecta al 10 % de las mujeres y puede provocar síntomas, como cansancio y mareos.

La mejor forma de absorber el hierro es a través de los alimentos, como verduras de hoja verde y carne de vacuno alimentado con pasto.

ALIMENTOS QUE SANAN EL SUELO PÉLVICO

* **Raíces:** remolacha, zanahoria, ajo, jengibre, cebolla, chirivía, patatas y rábanos.
* **Alimentos ricos en proteínas:** legumbres, huevos, carne y frutos secos.
* **Especias:** cayena, cebollino, rábano picante, pimentón picante y pimienta.
* **Alimentos rojos:** manzanas rojas, col lombarda y fresas.

Tónico reequilibrador de la raíz

235 MILILITROS

Pocas personas han oído hablar de la alquemila (pie de león), pero es una planta muy potente y equilibradora para las mujeres. Ayuda a aliviar los trastornos y dolores menstruales, y puede aliviar —o incluso eliminar— el sangrado intermenstrual y reducir las pérdidas copiosas. (Para obtener mejores resultados, tómalo la semana antes de tu período). Esta planta también se recomienda para la menopausia, por sus propiedades antiinflamatorias. Las mujeres con prolapso de los órganos pélvicos se beneficiarán especialmente, porque refuerza los tejidos vaginales y eleva los órganos. Puedes encontrar esta planta en una tienda de productos naturales o en Internet.

1 taza de agua caliente
1 cucharadita de alquemila
1 cucharadita de melisa

Pon la alquemila y la melisa en el agua caliente durante siete minutos. Cuela la infusión antes de tomártela y disfrútala.

El elixir de la diosa

235 MILILITROS

Este elixir tiene como principal ingrediente la remolacha, que es una raíz, lo cual lo convierte en un alimento perfecto para la zona raíz de nuestro cuerpo. La manzana le añade un poco más de dulzor. Tanto en la medicina ayurvédica como en la china, se cree que las hortalizas de raíz tienen una energía estabilizadora y terrenal. En la tradición del yoga, se considera que el jengibre es una especia que sana el chakra raíz. También ayuda al páncreas a metabolizar el azúcar y estimula los procesos de digestión y de eliminación. Si no tienes jengibre fresco a mano, puedes usar dos cucharaditas de jengibre en polvo.

- 1 remolacha pequeña limpiada con un cepillo y pelada
- 2 manzanas rojas sin el corazón y troceadas
- 1,5 cm de jengibre fresco

Pon todos los ingredientes en la licuadora y prepárate para sentir en tu sangre la energía terrenal de la diosa.

Caldo de huesos con raíces rejuvenecedoras

8-10 RACIONES

Al suelo pélvico le encantan los alimentos que nos ayudan a conectar con la tierra, reconfortantes y de naturaleza caliente. Esta receta incluye ingredientes como el trigo sarraceno, que favorece que nuestra conexión con la Madre Tierra sea más profunda y nos refuerza físicamente. Este caldo es rico en nutrientes: contiene magnesio, glucosamina, calcio, silicio y fósforo. Todos estos nutrientes son fáciles de digerir y sabrosos. El colágeno que contiene un caldo de huesos de gran calidad como este ayuda a la creación de un tejido conjuntivo más saludable, que es la clave para un suelo pélvico sano. El colágeno mantiene la piel suave y brillante, hasta reduce la aparición de celulitis y arrugas.

- 2 cucharadas de aceite de oliva
- 2 puerros cortados finos, a lo largo
- 2 tallos de apio cortados a rodajas (añade también algunas hojas)
- 2 zanahorias grandes peladas y cortadas a dados
- 1 taza de trigo sarraceno (tostado o crudo) lavado y escurrido
- 2 cucharaditas de tomillo
- 2 cucharaditas de semillas de hinojo
- 900 g de caldo de huesos, verduras o setas ecológicas
- 1 limón exprimido
- sal rosa del Himalaya al gusto
- pimienta al gusto
- unas ramitas de perejil para adornar
- alcaparras para adornar

Echa el aceite de oliva en una olla grande a fuego medio. Añade los puerros y el apio, y rehógalos hasta que se reblandezcan, removiéndolos de vez en cuando, durante cuatro o cinco minutos. Echa el trigo sarraceno, el tomillo, las semillas de hinojo, el caldo, el zumo de limón y sal y pimienta al gusto. Lleva la mezcla al punto de ebullición y baja el fuego al mínimo, para que se haga a fuego lento, con la tapa medio abierta, durante quince minutos.
Sirve el caldo con perejil y alcaparras de adorno.
Para guardarlo, espera a que se enfríe a temperatura ambiente, antes de meterlo en la nevera o en el congelador. Guardado en un recipiente hermético en la nevera, se conserva de cinco a siete días, y en el congelador hasta cuatro meses.

CAPÍTULO 4

El centro de poder del *core* profundo: el superpoder de la sensualidad

SIGNOS DE QUE TU *CORE* PROFUNDO NECESITA AMOR	
Físicos	
* Dolor en el sacro. * Cintura hinchada, gruesa y pesada. * Exceso de peso en la zona abdominal inferior. * Estreñimiento.	* Digestión lenta. * Incapacidad para reconocer tu verdadero apetito. * Sistema inmunitario deprimido.
Emocionales	
* No manifestar las emociones. * Falta de imaginación. * Estar desconectada de las emociones. * Creerse mejor que los demás. * Pensar en exceso y obsesivamente. * Incapacidad para cumplir promesas. * Falta de conexión con algo superior a uno mismo.	* Dificultad para ver las cosas con claridad. * Pensamientos de autodesprecio. * Sentirse separada y desconectada de los demás. * Crítica con una misma y con los demás. * Incoherencia entre los pensamientos, las palabras y las acciones. * Dificultad para comunicar los sentimientos.

El desequilibrio del *core* profundo en la práctica

Donna vino a verme porque tenía un problema de estreñimiento crónico, hinchazón y flacidez abdominal. No se podía abrochar los tejanos. No sabía distinguir si tenía hambre o no, y hacía años que no sentía mariposas en el estómago. Su relación conyugal y otros temas relacionados con la familia le generaban mucho estrés. No se sentía bien consigo misma, y lo último que le apetecía era tocar a su esposo o que este la tocara.

Una vez detecté que todos sus males procedían de la zona abdominal, su condición fue bastante fácil de tratar. Nos centramos en que se concienciara de la zona donde más malestar sentía (su *core* profundo) para que experimentara algo de alivio. Practicamos la medicina del movimiento, concentrándonos en masajear sus órganos, y trabajamos mucho la respiración. Trabajamos la caja torácica para crear espacio entre sus costillas y sus caderas, a fin de proporcionarles más sitio a los órganos, para que se pudieran mover y funcionar correctamente; de este modo, podría eliminar toxinas, conectar con sus emociones y liberarlas, y digerir bien.

Al poco tiempo, su densidad, inflamación y tejido cicatrizal desaparecieron. Ya no estaba hinchada ni estreñida. Sabía distinguir entre cuando tenía hambre y no la tenía. No solo podía abrocharse los tejanos, sino que le venían anchos. Ni siquiera perdió peso; todo esto se debió a que le bajó la inflamación y la congestión.

Aunque su aspecto cambió notablemente, lo más destacado fue cómo cambió su metabolismo. Empezó a saborear más la comida, recuperó su intuición y era consciente cuando se alimentaba, porque ahora sentía los efectos de los alimentos sobre su estado de ánimo. Empezó a practicar la jardinería, a ir a comprar al mercado de agricultores, a disfrutar realmente y a relacionarse con el mundo. Sin el vientre caído se encontraba más atractiva. Fue como si la verdadera Donna saliera a la luz, física y emocionalmente. Como he podido observar con muchas de mis clientas, desbloquear su *core* profundo las ha dotado de una energía poderosa y seductora, en todos los sentidos.

Conoce tu *core* profundo

Imagina los anillos interiores del tronco de un árbol: el *core* está formado por capas de un modo parecido. Son capas de músculo, tejido conjuntivo, órganos (incluido el sistema reproductor femenino), el sistema digestivo, nervios y mucha energía emocional. En Occidente, existe la tendencia de concentrarnos solo en la capa muscular del *core*, pero todos estos componentes son de igual importancia, no solo para nuestro bienestar físico, sino para sanar y restaurar los músculos del *core*.

Tu *core* profundo se sitúa alrededor de la zona del ombligo. También incluye el músculo psoas, que se considera que es un flexor de la cadera o un músculo del *core*, según cada escuela de pensamiento. Yo lo considero una parte del *core*, porque aunque esté conectado con los flexores de la cadera, se localiza más arriba y conecta el tronco con las piernas. El psoas tiene su inserción detrás de los órganos, delante de la columna y justo debajo del diafragma. Recorre las caderas hasta llegar a la ingle. Si nuestro psoas está tenso y descompensado, también lo estarán nuestros órganos y pelvis.

El psoas es un músculo conectivo y estabilizador. Es el responsable de que nuestras piernas se muevan hacia delante cuando andamos. A pesar de esto, la mayoría de las personas caminan de cadera hacia abajo, porque están desconectadas de su psoas y su *core*. Para saber si caminas desde el psoas o desde las caderas, observa si tus pasos son largos y elegantes (psoas) o cortos y pesados (caderas). Si caminas con la gracia de una bailarina clásica que interpreta *Giselle* o te contoneas en la cancha con la maestría del jugador de baloncesto LeBron, te estás moviendo como corresponde. Tus pasos serán expansivos y fluidos.

Cuando aprendamos a usar el psoas correctamente, podremos conseguir un vientre más plano, unas caderas más flexibles, un *core* y una espalda más largos, con menos grasa y más fuertes, y una cintura más marcada. Utilizar el psoas cambia nuestra postura y nos ayuda a ondular la columna, a la vez que nos alargamos y expandimos. Cuando conectamos con el psoas y lo utilizamos, reorganizamos todo nuestro *core* y creamos más espacio y soporte. Esto afecta para mejor no solo a nuestra postura de pie y nuestra forma de caminar, sino también a nuestra respiración.

Antiguamente, el psoas era conocido como «músculo del alma», porque nos pone en contacto con la intuición o el «sentimiento visceral». Los taoístas creen que nos conecta con nuestros antepasados y que nuestras emociones y temores pueden quedarse atrapados en este delicado tejido. Cuando liberamos estos miedos, podemos empezar a vivir más desde la intuición y la sensualidad. Al despertar físicamente el psoas y tomar conciencia de él, podemos dar rienda suelta a las emociones que hemos estado reteniendo, a la tensión profunda y a los miedos, lo cual ayuda a que podamos entrar en contacto con nuestra sensualidad e intuición.

Por último, las glándulas suprarrenales están situadas justo por encima de los riñones, en el *core* profundo. Si vivimos en un estado de fatiga adrenal o de lucha o huida constante, nos es prácticamente imposible sentir nuestra energía creativa y nuestra poderosa intuición. La intuición solo se manifiesta cuando estamos en un estado de «descanso y digestión». Sin su ayuda, es muy poco probable que conectemos con las cosas que realmente deseamos que se manifiesten.

Todo esto se traduce en que el estrés que albergamos en nuestro *core* profundo no solo afecta, de un modo muy real, a nuestra facultad de sentir con precisión nuestros instintos y nuestra intuición, sino también la de sentir nuestro propósito y seguir nuestro camino en la vida.

Hablamos de nuestros «sentimientos viscerales», pero pocas somos realmente conscientes de la estrecha conexión que existe entre el cerebro y el sistema digestivo. El estómago y los intestinos poseen más neuronas que toda la médula espinal, son casi como un minicerebro. El nervio vago, que conecta nuestro cerebro con el sistema digestivo-intestinal, también está presente en nuestro *core* profundo. *Vago* en latín significa 'errante'. Es un nombre muy oportuno, puesto que este nervio tiene dos ramificaciones que conectan el abdomen con el cerebelo y el bulbo raquídeo, y atraviesan el corazón y otros órganos importantes mientras recorren nuestro cuerpo. Es como una autopista que transporta la información desde el cerebro al sistema digestivo y viceversa.

Cuando somos conscientes de nuestro *core*, creamos espacio en nuestra cintura y mejora nuestra digestión, incluso estamos más en sintonía con la sensación de hambre. He tenido clientas que han resuelto sus problemas de síndrome del intestino irritable crónico y de mala digestión trabajando el psoas, porque mover, liberar y reforzar esta zona reduce la compresión y la inflamación. Desarrollamos una comprensión innata de lo que necesita nuestro cuerpo y comemos de manera más intuitiva. Estar en sintonía con nuestro cuerpo y aportarle la alimentación adecuada puede aliviar o resolver muchos trastornos.

El core profundo y la salud holística

Bajo una perspectiva física, nuestro *core* profundo está implicado en todo, desde la digestión hasta la movilidad del órgano más grande: la piel.

Cuando reina la armonía en nuestro *core* profundo, el cuerpo puede liberarse del dolor, adelgazamos de cintura, mejora nuestra postura y digestión, e incluso conectamos con nuestras emociones y somos capaces de expresarlas de una manera más saludable y madura. Nos sentimos más jóvenes, energéticas y tenemos las ideas más claras. Se agudizan nuestra conciencia, vitalidad y sensualidad.

Esta sensualidad ensalzada hace que nos sintamos más vivas y en armonía con nuestro camino y propósito. Cuando reconocemos quiénes somos y qué queremos, es mucho más fácil atraer las cosas, las experiencias y a las personas que deseamos en nuestra vida. Nuestra brújula interior se vuelve a calibrar y nos sirve de varias formas distintas. Reconocemos intuitivamente a «nuestra gente» y sabemos cultivar una relación verdadera y profunda sin esfuerzo. Esto también afecta a la salud física, porque nos damos cuenta de cuando algo no anda bien, tanto si se trata de algo sin importancia como si padecemos un desequilibrio importante.

El chakra del sacro

El *core* profundo se asocia con el chakra del sacro, que se sitúa justo por debajo del ombligo, y con el color naranja y el elemento agua. Físicamente, se relaciona con las glándulas suprarrenales, que regulan el sistema inmunitario y el metabolismo. También rige los órganos sexuales y digestivos, la vejiga, la piel y la zona inferior de la espalda. Emocionalmente, rige nuestros sentimientos, incluidas la pasión y la sensualidad, así como la autoestima y la integridad. El equilibrio de todos estos elementos se basa en el bienestar del chakra del sacro.

Rige el sentido del gusto y los alimentos. Es curioso observar que dos áreas aparentemente inconexas, los sentimientos y la comida, estén bajo el influjo del mismo chakra. Supongo que empezarás a darte cuenta de la estrecha relación que existe entre tus hábitos alimentarios y tu estado emocional. Cuando este chakra está equilibrado, comemos para alimentarnos, no para llenar un vacío.

Una descompensación en este chakra puede manifestarse tanto en estados de ánimo de alta sensibilidad como de insensibilidad. Sea como fuere, cuando no está en equilibrio nos resulta muy difícil expresarnos con claridad. Otra forma en que se presenta el desequilibrio es cuando nos perdemos en nuestras fantasías, tenemos conductas exageradas o adicciones, no nos sentimos realizadas o sufrimos codependencia y, a veces, hasta infertilidad.

El core profundo y el suelo pélvico

Contraer el suelo pélvico afecta a todo el cuerpo, pero tiene un efecto directo sobre nuestro *core* profundo. La compresión en el suelo pélvico se traduce directamente en compresión de los órganos, la cintura y los discos intervertebrales de la zona lumbar; todo ello contribuye a tener el vientre y las caderas más pronunciados, y al aumento de la tensión en el *core* profundo.

Cuando agarrotamos el suelo pélvico, este encierra a los órganos que se encuentran en el *core* profundo. Muchas veces, cuando mis clientas relajan el suelo pélvico, se dan cuenta de que pueden eliminar con más facilidad, se les aplana el vientre y se les pone la cintura de reloj de arena. Esto se debe a que cuando se relaja el suelo pélvico, los órganos pueden descender a la parte inferior de la pelvis, que es donde se supone que tienen que estar. Un signo de que contraes el suelo pélvico, y que a la vez tienes los órganos comprimidos, es que se te pone barriga cervecera. Normalmente, lo interpretamos como que hemos de perder algunos kilos. Si estás contrayendo el suelo pélvico y tienes la pelvis desalineada, esa barriga exageradamente caída, en realidad, indica que tus órganos inflamados están comprimidos y que hay un exceso de líquidos estancados que están creando esa distensión.

Los órganos elevados y tirantes dificultan la digestión, la eliminación y la absorción de nutrientes. Te sientes hinchada, vas estreñida y no reconoces demasiado bien tu grado de apetito. A muchas personas les pasa que por más que coman nunca se sacian.

Tal vez tengas problemas para adelgazar, aunque cambies de dieta. Aparte de la posición de tus órganos, esto suele deberse a la hinchazón que provoca la compresión, la inflamación, la mala eliminación y la retención excesiva de líquidos. Hay bastantes personas que, al liberar su suelo pélvico y relajar la tensión de la barriga, dicen que se sienten más ligeras, flexibles y calmadas, y que fluyen más. En realidad, a lo que se están refiriendo es a que se sienten menos hinchadas, porque su intestino está más limpio, su linfa drena mejor y retienen menos líquidos.

La compresión, la tensión y las toxinas en el vientre también pueden producir inflamación. La inflamación en esta zona del cuerpo puede destruir la flora intestinal, las bacterias buenas que combaten los virus y favorecen la digestión y la absorción intestinal. Esto puede provocar el desarrollo de bacterias malas, que reducen notablemente nuestra capacidad para quemar grasa.

Regresemos a la conexión intestino-cerebro. Es importante que entendamos que, cuando hay inflamación, esta no se reduce al intestino o a la digestión. La inflamación tiene línea directa con el cerebro, gracias a nuestro amigo el nervio vago.

La inflamación se produce a nivel celular y puede afectar al cerebro, lo cual deriva en un cuadro de ansiedad y depresión. Al quedar inhibida, la serotonina —la hormona de la felicidad— afecta negativamente a nuestro estado de ánimo. Y por si esto fuera poco, ahora se cree que este tipo de inflamación celular puede estar relacionada con el desarrollo del trastorno por déficit de atención e hiperactividad y el alzhéimer.

Cuando nuestros órganos están comprimidos tenemos problemas para eliminar toxinas. Esto puede provocar dolor, piel opaca (o incluso trastornos como el eccema), michelines en la cintura o celulitis.

El 70 % de las células del sistema inmunitario se alojan en el *core* profundo, de modo que si los órganos y las glándulas están comprimidos, este sistema puede funcionar incorrectamente. Tendrás más tendencia a enfermar. No me refiero solo a trastornos comunes como una gripe o resfriado, sino a enfermedades crónicas, que pueden ser letales, como el cáncer. Nuestro sistema inmunitario no está diseñado para estar luchando siempre contra los trastornos y enfermedades. Nos rejuvenece cuando dormimos. Si siempre está librando batallas, una tras otra, nos sentiremos agotadas y apáticas, y no podrá realizar el proceso de reparación profunda necesario para mantener nuestra vitalidad.

El core profundo y el estrés

El estrés aumenta la producción de cortisol, la hormona del estrés. Cuando estamos bajo presión o estrés segregamos cortisol. Esta reacción es un retroceso evolutivo de nuestra respuesta de lucha o huida que, en su día, cumplió la importante misión de salvaguardar nuestra supervivencia. El cortisol todavía puede tener algún sentido en la vida moderna, pero cuando estamos perpetuamente generando esa respuesta y sus niveles suben por las nubes, se convierte en un problema.

Una dosis súbita de cortisol es útil cuando estás conduciendo y alguien te adelanta cortándote el paso. Esa secreción te ayuda a reaccionar rápidamente para evitar un accidente. No obstante, nuestro cuerpo está preparado para secretar cortisol ante situaciones graves, como que nos persiga un león, que trasladado a la vida moderna, equivaldría a no recibir una notificación en nuestro móvil.

Cuando circula demasiado cortisol por nuestro cuerpo, envejecemos prematuramente, se nos cae el pelo, se nos secan la piel y el tejido conjuntivo, nos arrugamos y nos cuelga todo, nos salen ojeras y bolsas en los ojos, y tenemos las uñas quebradizas. Es un precio muy alto, pero se debe a que a nuestro cuerpo le cuesta mucho generar esta reacción. Los niveles altos de cortisol pueden provocar un aumento de peso —que, por más dietas, ejercicios o incluso ayunos que hagas, no podrás perder—, trastornos del sueño y hasta problemas de fertilidad.

El cortisol también influye en la inflamación. Tal como vimos en la sección anterior, esta provoca un efecto goteo de síntomas que son estresantes por sí mismos. Entonces, cuando se presenta la inflamación a causa del estrés, suele convertirse en un círculo vicioso de otros síntomas y trastornos crónicos, que exacerban todavía más el estrés.

Romper el ciclo de reacción del estrés es engañoso. Más adelante, en este mismo capítulo, veremos ejercicios mentales y físicos que pueden ayudarnos, pero una forma menos conocida de gestionar el estrés es mediante el nivel de acidez corporal. Conseguir un estado alcalino en el intestino es muy terapéutico, tanto en lo que respecta al bienestar como a los niveles de estrés. El factor principal que genera acidez es el estrés. Luego disminuir el estrés y subir la alcalinidad ayuda a aliviar la inflamación, a regular el cortisol y a equilibrar las suprarrenales. Actualmente, muchas mujeres tenemos un pH demasiado ácido; esto es una puerta abierta a las enfermedades, incluido el cáncer. Un poco de acidez es necesario, pero, en general, deberíamos tener una alcalinidad del 80 % y un 20 % de acidez.

Si quieres conocer tu nivel de pH, es tan sencillo como comprar un test de alcalinidad en tu farmacia o por Internet. Basta con que orines sobre la tira reactiva y esta determinará tus niveles de pH; así podrás hacer los ajustes pertinentes.

LA HIGIENE DEL ESTRÉS DEL *CORE* PROFUNDO

Para empezar a crear nuevos hábitos no reactivos al estrés, prueba este sencillo ejercicio la próxima vez que te des cuenta de que te estás contrayendo.

Colócate de pie con los pies bien apoyados en el suelo y gira el tronco de un lado a otro. Deja que tus brazos se balanceen y que tu cabeza acompañe el giro; esto ayuda a drenar los órganos y el abdomen profundo, libera todas las energías estancadas en el vientre. Inspira por la nariz y gira hacia un lado, espira por la boca y gira hacia el contrario. Repite este ejercicio diez veces alternando los lados.

COME PARA EQUILIBRAR

Tu dieta puede influir mucho en tus niveles de pH. Lo ideal es que consumas alimentos alcalinos y reduzcas los que son muy ácidos. A continuación, presento una guía rápida que te ayudará a conseguir el perfecto equilibrio en tu pH:

Alimentos muy alcalinos
* Pepino.
* Verduras.
* Perejil.
* Espinacas.
* Legumbres germinadas.

Alimentos moderadamente alcalinos
* Rúcula.
* Aguacate.
* Ajo.
* Jengibre.
* Cereales, como la quinoa.
* Limón.
* Lima.

Alimentos moderadamente ácidos
* Manzana.
* Mora.
* Arándano negro.
* Pescado.
* Uva.
* Mango.
* Piña.
* Fresa.
* Arroz salvaje.
* Pasta integral.

Alimentos muy ácidos
* Alcohol.
* Edulcorantes artificiales.
* Queso.
* Pollo.
* Café.
* Huevos.
* Carne.
* Setas.
* Azúcar.
* Té.

Medicina del movimiento para el *core* profundo

A través de movimientos dirigidos al *core* profundo, podemos masajear nuestros órganos y crear más espacio entre ellos, para que vuelvan a ocupar el lugar que les corresponde. Fomentar la conexión con esta zona de nuestro cuerpo nos ayudará a ser más conscientes de la sensación de hambre y de nuestra intuición.

Al principio, algunos de estos movimientos pueden parecer un poco intensos, pero valen la pena. Cuando los incorporamos en nuestra rutina regularmente, mejoran nuestra digestión, alivian el dolor lumbar, corrigen nuestra postura, alisan nuestro vientre y favorecen nuestra conexión con esta zona. Al inspirar, masajea el abdomen o rueda sobre él; esto le envía al sistema nervioso la señal de relajarse, lo que ayuda a reducir la ansiedad y la inflamación, estimula el nervio vago y mejora la respiración. Rodar sobre el vientre encima del balón blando es una especie de masaje abdominal que moviliza las capas profundas de la fascia, también conocida como tejido conjuntivo, del *core* e incluso alrededor de los órganos, liberando y descargando el *core* profundo y la cintura.

Respiración abdominal con control y relajación

Este ejercicio favorece la conexión con el abdomen inferior y la movilidad del sacro.

Empieza tumbada bocabajo, apoyada sobre los antebrazos y con el balón blando debajo del centro del pubis. Respira profundo unas cuantas veces en esta posición para que tu cuerpo se relaje y se deje caer encima del balón. Esta fusión con el balón libera el sacro, la zona lumbar y los órganos.

Cuando hayas relajado totalmente el abdomen, inspira profundo para expandir y liberar toda la tensión o cualquier bloqueo de energía en tu *core* profundo. A continuación, espira encorvando el coxis hacia abajo y contrayendo los abdominales inferiores, inspira y vuelve a estirar el coxis y la cara anterior del *core*. Repite este ejercicio ocho veces.

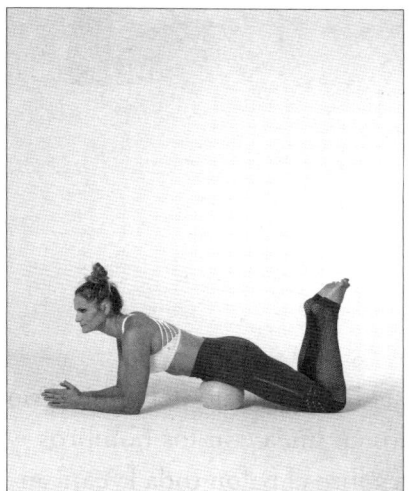 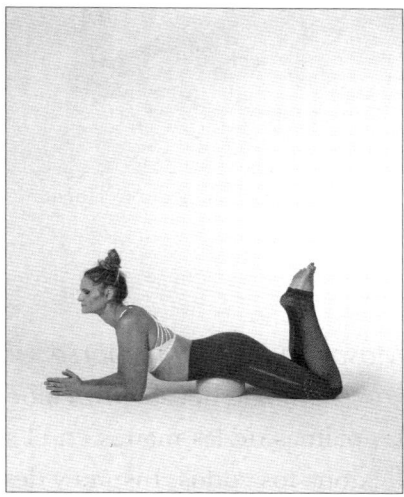

Respiración abdominal con control y relajación

Fusión del abdomen medio con torsión

Rodar sobre el abdomen es equivalente al terapéutico drenaje linfático. Moviliza la fascia y los órganos, y les permite moverse de un modo más fluido, relajado y elegante.

Túmbate bocabajo y apóyate sobre los antebrazos con el balón blando debajo del ombligo. Procura que no se mueva, mientras haces tres respiraciones completas. Cada vez que espiras, siente que tus tejidos se fusionan con el balón.

Sigue manteniendo la estabilidad del balón e inspira mientras haces una torsión a la izquierda con el tronco. Espira y haz la torsión hacia la derecha, masajeándote la zona media del abdomen y alineando el psoas. Repite este ejercicio completo tres veces.

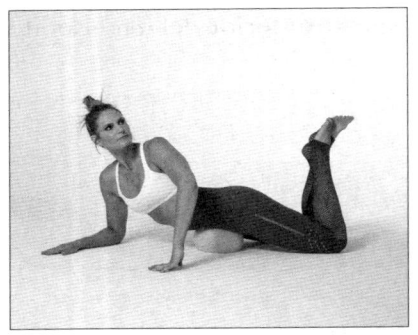 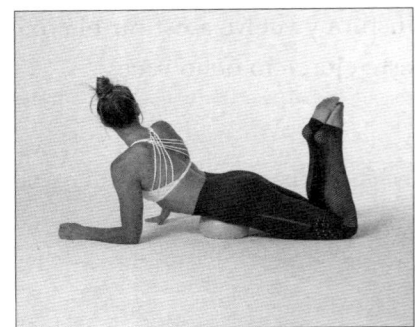

Fusión del abdomen medio con torsión

Masaje para deshincharse

Túmbate bocabajo y colócate el balón debajo del pubis. Pon las palmas de las manos en el suelo, en línea con los hombros, y flexiona los codos. Inspira y desliza sobre el balón toda la cara anterior del *core* hacia el diafragma. Espira y desplázate hacia atrás volviendo a la posición inicial. Repite este ejercicio ocho veces.

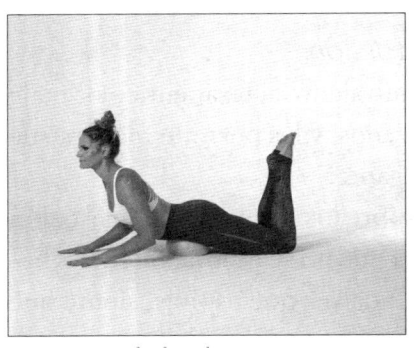 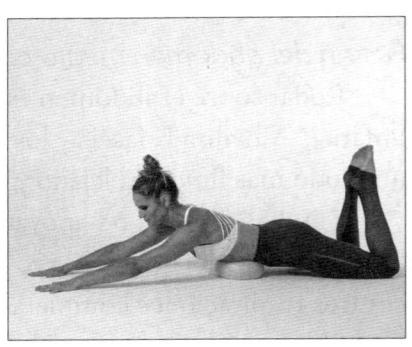

Masaje para deshincharse

Masaje del psoas

Túmbate bocabajo y colócate el balón debajo del psoas, flexiona la pierna izquierda lateralmente y súbela hacia el costado. Apóyate sobre los antebrazos con los codos orientados hacia fuera. Respira profundo unas cuantas veces para que tu cuerpo se relaje sobre el balón. A continuación, inspira llenando bien los pulmones y espira mientras ruedas sobre el balón hacia delante, es decir, hacia la cadera y el *core*. Luego, vuelve a inspirar y rueda sobre el balón hacia atrás, limpiando la energía bloqueada del *core* profundo. Repite este ejercicio ocho veces con cada lado.

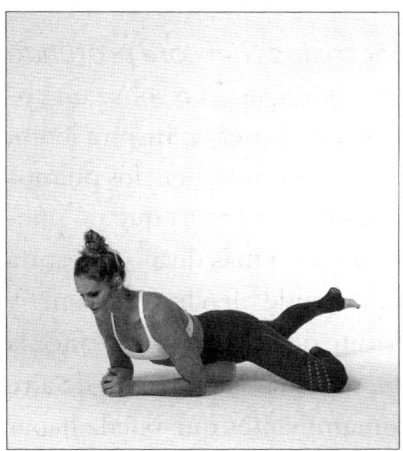 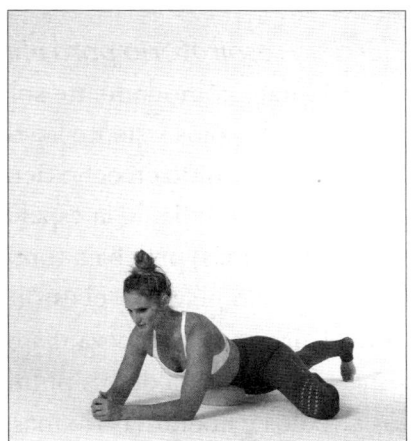

Masaje del psoas

Rodar sobre el sacro

Siéntate sobre el coxis en el balón blando, con los brazos hacia atrás y las palmas sobre el suelo. Inspira profundo, llena bien los pulmones y expande el suelo pélvico; al espirar, gira el coxis hacia abajo, mientras el balón se desplaza hacia el sacro y la zona lumbar. Inspira mientras vuelves a rodar el balón hacia abajo, regresando a la postura inicial. Repite este ejercicio diez veces.

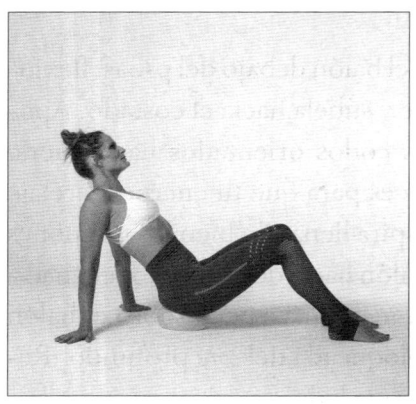 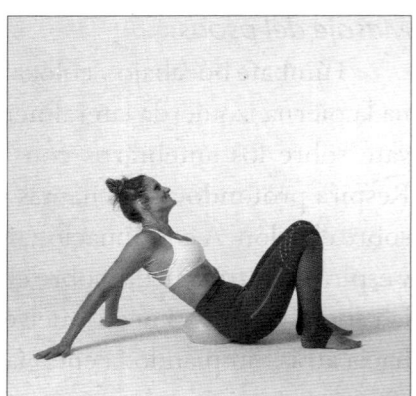

Rodar sobre el sacro

Ejercicio respiratorio para eliminar toxinas del core profundo

Siéntate cómodamente sobre el balón blando o sobre un cojín. Cierra los ojos y siente la conexión con la tierra. Inspira lento, profundo y seguido en ocho tiempos, llena el abdomen, los pulmones y la zona media de la espalda. Aunque te parezca que no puedes inspirar más, prueba a tomar un poquito más de aire. Respira desde el suelo pélvico y el estómago, expande bien los pulmones y lleva el aire hasta la cabeza. Esto permite que el oxígeno alcance la zona más profunda de tus pulmones, que se puedan llenar de aire los alvéolos y liberar las toxinas y contaminantes que pueda haber acumulado tu organismo. Una vez hayas tomado todo el aire posible, retén la respiración contando hasta cinco, y espira contando hasta diez. Sigue eliminando dióxido de carbono de las profundidades de tus pulmones y exprimiendo tus órganos. Notarás que el vientre y el pecho se aplanan y se meten hacia dentro y hacia arriba.

Repite este ejercicio respiratorio diez veces. Hacerlo diariamente ayuda a eliminar toxinas, activa el metabolismo, aumenta la capacidad pulmonar, mejora la digestión, estimula la energía y alivia el exceso de estrés. Sentirás los beneficios de inmediato.

Sana y equilibra tu *core* profundo

Dedica un momento

Como ahora ya sabemos todos, la meditación nos beneficia por múltiples razones. No obstante, para el propósito que pretende cumplir este libro, meditar es especialmente útil para el *core* profundo, porque nos permite salir del estado de lucha o huida. Bajar nuestro ritmo respiratorio y concentrar nuestra atención nos ayuda a situarnos en el presente, donde podemos sentir y disfrutar más. Cuando vivimos en el presente, somos capaces de contemplar nuestras emociones e instintos sin juzgarlos.

Meditar no necesariamente significa estar sentada sobre un cojín en la postura del loto. Puede ser cualquier práctica que ayude a adquirir un estado de claridad y conciencia del presente. Algunas personas lo consiguen caminando o corriendo. Otras, nadando. Y otras, con la práctica más tradicional de estar sentadas e interiorizarse. La finalidad es estar presente. Cómo lo consigas es secundario.

Un estado meditativo es muy terapéutico. Corrige la fatiga adrenal y nos facilita el acceso al estado de descansar-y-digerir. Incluso puede ayudarnos a adelgazar, debido a que reduce la ansiedad (y, por consiguiente, el cortisol) y te ayuda a sentirte dueña y segura de ti misma. Te interiorizas y conectas con tu verdadera esencia.

Sé consciente de tu ritmo circadiano

En el mundo animal, las criaturas que no son nocturnas duermen cuando oscurece y se despiertan al amanecer. Lo hacen espontáneamente, porque están en contacto con la energía electromagnética de la Tierra, que es la energía generada por la fuerza de rotación de nuestro planeta.

Tanto si es temporalmente (como cuando viajamos a otra zona horaria) como de manera regular (debido al trabajo, los hijos, la vida social, etc.), muchas mujeres estamos desconectadas del ritmo de la naturaleza. Sin embargo, no nos diferenciamos de los animales. De hecho, *somos* animales. Los seres humanos también estamos diseñados para estar en sincronía con los patrones naturales. Pero diversos factores nos han distanciado de nuestro ciclo natural. Estos factores abarcan desde pasar demasiado tiempo mirando pantallas fijas o desplazándonos por ellas hasta reaccionar exageradamente al estrés y estar sobrecargadas.

Necesitamos dormir para tener unos tejidos sanos e hidratados, y para el buen funcionamiento de la digestión, el sistema inmunitario, el metabolismo, la secreción de melatonina y manejar mejor el estrés. Las horas anteriores a la medianoche son especialmente valiosas, en lo que respecta al mantenimiento y funcionamiento óptimos de todos esos sistemas. Estamos *diseñadas* para aprovechar esas horas. ¿Sabías que cada hora que dormimos antes de la medianoche equivale a dos horas de sueño? Proponte apagar tus pantallas y relajarte cuando se pone el sol. No es necesario que te vayas a la cama a las ocho, pero tampoco deberías hacerlo después de la medianoche.

Para recobrar un ritmo de sueño más natural, prueba estos consejos:

1. Pasa una parte de las horas de luz en la naturaleza y respira aire fresco regularmente. Esto te ayudará a conectar con la energía electromagnética de la Tierra.
2. Tomar magnesio antes de acostarte favorece un sueño más profundo y restaurador. A mí me gusta la marca Natural Calm, que puedes comprar por Amazon. Según el Centro Nacional para la Información Biotecnológica, casi un 80 % de las mujeres tenemos deficiencia de magnesio.
3. Saca tu diario antes de acostarte y vacíate de pensamientos, estrés y cosas pendientes. Esto te ayuda a quitarte el «ruido» de la cabeza; así podrás quedarte dormida con la mente despejada.

4. Intenta dormir de lado con las rodillas flexionadas ligeramente en dirección al pecho. Esta postura te ayuda a descomprimir y favorece la circulación cerebroespinal; esto proporcionará tiempo a tu cerebro para descansar y reponerse. Si tienes dolor de espalda, prueba a ponerte un cojín entre las piernas para aliviar la presión en las caderas y la zona lumbar.
5. Por último, crea un patrón, que acabará convirtiéndose en un hábito. Vete a dormir y levántate siempre a la misma hora cada día. Al poco tiempo, te darás cuenta de que no necesitas despertador. Tu cuerpo habrá sintonizado el ritmo natural.

Aprende a fluir

Puesto que el chakra del sacro pertenece al elemento agua, podemos sanar y equilibrar nuestro *core* profundo utilizando la naturaleza fluida del agua. Esto implica pasar algún tiempo cerca del agua o dentro de ella, como estar medio sumergidas, nadar o darnos un baño.

Pero el agua no es la única forma de experimentar fluidez. Podemos entrar en un estado de *flow*[*] cuando practicamos actividades como el arte, la danza o la poesía. Cuando a través de nuestras emociones conectamos con nosotras mismas y dejamos que nuestra creatividad llegue hasta el suelo pélvico, percibimos ese *flow* en nuestro interior. Como beneficio añadido, el baile, concretamente, nos ayuda a abrir las caderas y a conducir y mover la energía en el *core* profundo. Siempre que movemos esta parte de nuestro cuerpo, estamos conectando con ella, que es precisamente lo que queremos conseguir al aumentar nuestra conciencia de esta zona.

---

[*] Voz inglesa que significa 'fluir'. En psicología es el estado que alcanza un individuo cuando está totalmente centrado en el disfrute de lo que está haciendo, en el que pierde la noción del tiempo y de su propia identidad. El psicólogo M. Csíkszentmihályi fue quien acuñó este concepto (N. de la T.).

No en todas las culturas se tiene el suelo pélvico contraído, como sucede en Estados Unidos y otros países occidentales. Algo muy revelador es observar cómo se mueven las personas de otras culturas. Por ejemplo, a la mujer brasileña típica le encanta mover las caderas de un lado a otro, ya sea caminando o bailando. De esta manera, abren, expanden y liberan el suelo pélvico. No es por casualidad que pensemos que estas mujeres son sensuales y atractivas; proceden de una cultura que presta mucha atención al suelo pélvico y está muy conectada con él.

Dedica unos minutos al día a poner música y dejarte llevar. Mueve las caderas de un lado a otro y siente el ritmo. Cuando termines, observa cómo te sientes, no solo física, sino emocional y mentalmente. Estoy convencida de que, aunque solo sean unos minutos, estarás más feliz y relajada.

No te sientas incómoda dándote placer

Es un poco difícil tratar este tema o, incluso, pensar en él, debido a la visión un tanto puritana de la sociedad cuando se habla abiertamente sobre la masturbación. Pero nuestros órganos sexuales son como cualquier otra parte del cuerpo. Cuando te liberas del estigma mental respecto a ellos, puedes disfrutar de tu increíble cuerpo como jamás hubieras podido imaginar. Cuanto más disfrutas de él, más lo valoras y mejor lo tratas. Empiezas a verlo como el vehículo sagrado que es.

Confía en mí en esto: darte placer te ayudará a conectar contigo misma, con tu poder y con tu sensualidad. Te ayudará a alcanzar nuevos niveles de confianza, placer y aceptación en tu interior. Te recomiendo que empieces poco a poco, si no te sientes a gusto con esto. Crea un lugar sagrado, privado y seguro para tu ritual de darte placer y de escuchar a tu cuerpo. Con el tiempo, observarás que tu sensualidad florece lentamente, como un loto, y el placer llegará a ti mucho más fácilmente en todas las áreas de tu vida.

> **DATE UN BAÑO DE BELLEZA CON LECHE Y MIEL**
>
> Cuanto más bellas nos sentimos, más sensuales somos. Probablemente, habrás oído hablar de Cleopatra y de su legendaria belleza. Ella tenía la costumbre de bañarse con leche, miel y rosas para nutrir y sanar su piel.
> El ácido láctico de la leche, un ácido alfa hidróxido, ayuda a exfoliar y a limpiar la piel, para eliminar células muertas. Esta exfoliación nos prepara para el tipo de belleza radiante y brillante que toda mujer desea. La miel resalta este efecto suavizando, hidratando y embelleciendo la piel en general. La combinación de estos elementos suavizantes sanará tu piel y relajará tu mente.
> Para prepararlo:
>
> 1 o 2 tazas de leche entera o en polvo (la leche entera hidrata la piel)
> ½ taza de miel cruda con 1 taza de agua hirviendo para licuarla
>
> *Prepara tu baño y vierte la leche y la miel bajo el grifo de agua caliente. Mézclalo todo en la bañera y disfruta el lujo de este antiguo remedio para la piel.*

Mantra y visualización para el *core* profundo

Soy un ser sensual y poderoso que expresa su poder creativo viviendo plenamente, con alegría, placer y pasión.

Siéntate en una postura cómoda en la que sientas que tu suelo pélvico está bien apoyado, con las piernas cruzadas sobre un cojín, rodillo o balón blando. Mantén la columna erguida y sin tensión. Lleva tu energía y atención al vientre, a la zona sacra, al intestino y al psoas. Visualiza el psoas como si fueran dos pilares de fortaleza delante de tu columna, que la mantienen erguida separando las costillas de las caderas.

Delante del psoas se encuentran tus maravillosos órganos que ayudan a nutrir, sanar y limpiar tu cuerpo. Deja que estos órganos desciendan hasta la base de tu *core* y se asienten en la tierra. Procura relajar tu suelo pélvico hacia abajo, libera tensiones y contracturas. De este modo, tus órganos podrán descender hasta la hamaca de tu suelo pélvico. Ahora, siente que tu energía asciende fácilmente con la fuerza del psoas.

Mantén ese espacio entre los órganos para que puedas digerir mejor. Imagina tu metabolismo en correcto funcionamiento, tus suprarrenales relajadas y que todos tus sistemas corporales se autorregulan desde dentro.

Ahora, visualiza tus músculos abdominales, que envuelven circularmente tu *core*, como si fueran el tronco de un árbol. Imagina todas esas capas de dentro hacia fuera.

Deja que se suavice la energía que envuelve a tu *core*. Siente mayor conexión con tu intuición y tu conocimiento interior. Imagina como el nervio vago actúa como una línea directa entre tu vientre y tu cerebro. Conecta con la energía de la entrega en la zona abdominal, para obtener las señales que deseas de tu cerebro y viceversa. Cuanto más puedas sentir las sensaciones internas de lo que te está diciendo tu cuerpo —lo que sientes cuando conoces a alguien, entras en algún lugar, haces una entrevista de trabajo o conduces un coche—, mayor será tu superpoder de la sensualidad. Es el superpoder de tomar mejores decisiones y vivir de un modo más placentero.

Cuando tomas decisiones más certeras, estás más alegre y te sientes más segura. Puedes ser vulnerable. Cuando te abres a esta energía del disfrute y el placer relajadamente, puedes disfrutar de la belleza de la vida. Puedes divertirte más, estar más serena y conectada.

Imagina que le das a un interruptor. Sientes la presencia y la conexión cuerpo-mente de los mensajes, de modo que sabes cuándo estás llena y cuándo tienes hambre de verdad. Al darle más espacio a esta zona permites que todo se ponga en su sitio.

Asimismo, puedes sentir tu musculatura profunda, que te proporciona más soporte desde tu interior. Al rebajar tensión de esta zona y dejar que el psoas y los intestinos soporten tu columna, tu *core* y el resto de tu cuerpo en gravedad, liberas la presión inferior de tu espalda. Tus caderas se relajan y adoptas una postura más alineada y erguida.

Retoma tu conciencia del suelo pélvico. Siente como se libera. Esta es tu razón para crear espacio, fuerza y una conexión más profunda con tu intestino y tu vientre, y tu sensualidad.

Siente la conexión entre estos dos centros. Observa como se sostienen mutuamente, casi como si fueran cúpulas, uno encima del otro.

Inspira profundo y espira del mismo modo. Haz un movimiento de rotación con los hombros, súbelos en dirección a las orejas y vuelve a bajarlos. Gira las manos y los pies, estira las piernas eliminando la curvatura de las rodillas. Siente tu cuerpo y libera tensión.

Abre los ojos y siente la libertad en tu cuerpo y la conexión con tu verdadero yo.

Activa tu superpoder de la sensualidad a través del *core* profundo

Normalmente, no somos conscientes de que la sensualidad y la intuición están interconectadas, pero así es. Esta conexión se produce en el *core* profundo.

Tenemos derecho a la sensualidad. Esta tiene el potencial de hacer que la vida sea más agradable, cuando la fomentamos correctamente. Nos aporta la capacidad de conectar, despertar y vivir el placer a través de la vista, el gusto, el olfato, el tacto y el sonido.

Cuando conectamos con nuestro *core* profundo, estamos más en sintonía con nuestra sensualidad. El tipo de sensualidad a la que me estoy refiriendo aquí va más allá del sexo. Aunque sea divertido experimentar esta clase de sensualidad, no es un superpoder. La sensualidad profunda y variada a la que tenemos acceso a través del *core* profundo incluye nuestra forma de conectar con los demás, cómo nos sentimos al hacerlo y cómo nos relacionamos con ellos y con los objetos y acontecimientos de nuestra vida. En este contexto, la sensualidad está muy relacionada con la intuición, la conexión y el carisma. Puede manifestarse como intuición o instinto visceral, y no es de extrañar puesto que el intestino está conectado con el *core* profundo. Me refiero a las señales físicas que todas hemos experimentado cuando interactuamos en el mundo. El tracto digestivo actúa como el sistema sensorial de la intuición. Estoy segura de que habrás experimentado muchas veces la sensación de tener mariposas en el estómago cuando estás entusiasmada por alguien o algo, o de malestar en el vientre cuando algo no va del todo bien. Estas señales de aviso se producen porque guardamos muchas emociones en el abdomen. Al final del día, la intuición es emoción. Existen otras formas de sintonizar la intuición, pero el tracto digestivo es donde habla más alto y claro.

TERAPIAS ALTERNATIVAS PARA EL *CORE* PROFUNDO

Aromaterapia: ylang-ylang

El ylang-ylang, procedente de un árbol tropical que crece en Indonesia, Malasia y Filipinas, es un tipo de fragancia floral sensual típica de esas regiones. Tiene un aroma deliciosamente romántico, pero esto no es más que el principio de lo que puede ofrecernos. Esta fragancia tiene todo tipo de propiedades, es sedante, mejora el estado de ánimo, gestiona el bienestar y sube la libido. Para potenciar el efecto de esta fragancia en tu *core* profundo, échate unas gotas en el ombligo y extiéndelas hacia abajo hasta el pubis. También puedes olerlo directamente de la botella o rociarlo, para que te ayude a permanecer en el momento presente.

Gemoterapia
Me gustan todas las gemas del *core* profundo, porque aunque cada una de ellas ofrezca beneficios específicos, todas nos reconectan con nuestra intuición, renuevan nuestra capacidad de sentir y sanan nuestros órganos.

* **Cornalina:** armoniza nuestra atención mental y nuestra creatividad, nos ayuda a poner en práctica nuestros planes con confianza.
* **Calcita naranja:** ayuda a romper viejos patrones, a superar la timidez y a encender el fuego de la creatividad.
* **Turmalina rosa:** refuerza el sentido del olfato y la percepción y conciencia de las feromonas.

Para restaurar tu *core* profundo, elige la piedra que más te atraiga y colócatela entre el ombligo y el pubis. Mientras tienes la piedra en esa zona, medita, relájate o visualiza el resultado que esperas obtener. Para absorber mejor las vibraciones curativas, también puedes llevar la gema en el bolso o en el bolsillo, engarzarla en una joya o tenerla en algún lugar de tu casa o del coche. A mí me gusta especialmente tener gemas en mi dormitorio, para recibir sus efectos curativos mientras duermo. Es una forma especialmente potente de utilizar las gemas, porque cuando dormimos se activa nuestra mente subconsciente y se produce la verdadera sanación. Intenta colocarla debajo de la almohada o al lado de la cama. Observa qué efecto tiene sobre tus sueños y si te notas más relajada a la mañana siguiente.

Infusión
Esta combinación curativa de limón, hinojo y jengibre es la infusión perfecta para deshinchar tu vientre, mejorar la digestión y limpiar tu cuerpo de toxinas. Hasta puede ayudarte a adelgazar. El resultado es un vientre más plano y feliz.
Para prepararla:

2 tazas de agua
½ cucharadita de semillas de hinojo trituradas
1 raíz de jengibre fresca, lavada, pelada y cortada a trocitos
1 limón exprimido

Echa las semillas de hinojo y el jengibre a un cazo pequeño con agua y hiérvelo diez minutos. Cuela el líquido y viértelo en un vaso, a continuación añade el zumo de limón. Esta decocción está especialmente indicada para después de comer.

Nutre tu *core* profundo

Plantas indicadas para el core profundo
CÚRCUMA
La cúrcuma es una maravillosa planta antiinflamatoria, antibacteriana y rica en antioxidantes, que se dice que refuerza el sistema inmunitario y facilita la digestión. Mézclala con pimienta negra para mejorar su biodisponibilidad y obtener todos sus beneficios.

ENZIMAS DIGESTIVAS

Las enzimas digestivas te ayudan a absorber más nutrientes de los alimentos y a eliminar los elementos que no son tan buenos para ti. Nuestro cuerpo fabrica enzimas naturalmente para mejorar la digestión y descomponer los alimentos. Sin embargo, a medida que envejecemos —y especialmente si estamos sometidas a mucho estrés— puede disminuir nuestro número de enzimas, lo cual derivará en trastornos digestivos. Las investigaciones muestran que las enzimas de amplio espectro pueden ayudar a descomponer la lactosa, las proteínas, los hidratos de carbono, la fibra y las grasas, para una mejor digestión y un vientre más feliz. Pero aunque no tengas ningún problema digestivo, las enzimas son buenas para todo el mundo. Tómate una tableta antes de comer y observa la diferencia. A mí me gusta Hum Nutrition Flatter Me Digestive Enzymes, que puedes comprar en www.humnutrition.com.

ALIMENTOS QUE SANAN EL *CORE* PROFUNDO

* **Alimentos fermentados:** *kimchi* y yogur.
* **Grasas buenas:** alimentos como el aguacate y el aceite de oliva virgen extra elevan nuestra frecuencia vibratoria, brillo y nivel de vitalidad.
* **Alimentos de color naranja:** albaricoque, zanahoria, mango, papaya, calabaza.

Minerales para el core profundo: magnesio

En Estados Unidos a la tierra le faltan nutrientes debido a la sobreexplotación. Concretamente, le falta magnesio, que ayuda a reducir el estrés y calmar el sistema nervioso.

Mi marca favorita es Natural Calm, un tipo de magnesio sin sabor y que no es en polvo. Lo mezclo con 470 ml de agua templada y me lo bebo antes de acostarme. Asegúrate de que la marca que consumas sea biodisponible para una absorción óptima.

Tónico para la sensualidad

½ LITRO

Si el color vivo de este tónico no te basta para seguir funcionando, la energizante maca en polvo seguro que lo consigue. La maca reduce el estrés, es nutritiva, aumenta nuestra resistencia, combate el cansancio y parece mejorar la función sexual de las mujeres y de los hombres. Las zanahorias, famosas por activar la libido, tienen propiedades de aumentar las hormonas sexuales, favorecer la fertilidad y ser ricas en vitamina A. La pimienta de cayena ensalza las buenas sensaciones y hace que la sangre fluya por los lugares indicados.

16 zanahorias
1 cucharada de maca en polvo
una pizca de pimienta de cayena
una pizca de sal del Himalaya

Licua las zanahorias. Echa el zumo en una batidora, añade la maca y la cayena, y bátelo todo unos treinta segundos. Vierte el zumo en un vaso y échale una pizca de sal del Himalaya.

Elixir de kéfir burbujeante estimulante

1 LITRO

Según la antigua medicina china, el jengibre tiene la propiedad de «generar fuego» en el estómago, para mejorar la digestión y aumentar la sensualidad. Se usa en sortilegios para avivar los poderes mágicos y atraer el amor y el éxito. Esta mezcla es apetecible por sus propiedades probióticas y por su cautivador y refrescante sabor. Necesita veinticuatro horas de fermentación, ¡planifícalo con antelación!

- 3 tazas de agua de coco crudo (Harmless Harvest es mi favorita)
- ½ taza de zumo de naranja recién exprimido
- 1 paquete de fermentos iniciadores del kéfir (Body Ecology es mi favorito)
- 1 cucharada de raíz de jengibre pelada y recién rallada

Echa el agua de coco y el zumo de naranja en un cazo pequeño con el fuego al mínimo. Caliéntalo hasta que esté tibio y sácalo del fuego. Échale el fermento iniciador del kéfir a la mezcla y ponla en un frasco de vidrio, tipo marca Mason, de un litro. Añade el jengibre y remueve bien la mezcla.

Tapa el frasco y deja fermentar la mezcla a temperatura ambiente veinticuatro horas (o hasta cuarenta y ocho, si prefieres que sea más agria).

Este elixir se conserva en la nevera (de 4 a 10 °C) de dos a tres semanas, o en el congelador (de 0 a -4 °C) de uno a dos meses.

Caldo para calmar el estómago

8-10 RACIONES

Esta taza de alimento para el alma es una hermosa, relajante y terapéutica mezcla para el sistema digestivo, rica en minerales, que nutrirá todas tus células y tejidos. Los estudios demuestran que una taza de caldo al día, tanto si lo tomas solo como si lo usas de base para hacer otros alimentos, tiene grandes efectos en la salud digestiva, en la de tu piel y en el sistema inmunitario.

950 ml de caldo de huesos ecológico
4 troncos de apio troceados
300 g de espinacas
5 hojas de albahaca
3 dientes de ajo machacados
un trozo de jengibre de 2 cm, pelado y troceado
aguacate a rodajas (opcional como adorno)

Vierte el caldo de huesos en una olla grande. Añade el apio, las espinacas, la albahaca, el ajo y el jengibre. Hierve los ingredientes a fuego lento durante treinta minutos o hasta que se hayan reblandecido. Pon la sopa en una batidora y bátelo todo hasta que adquiera una consistencia suave.

Adórnalo con aguacate para servir.

CAPÍTULO 5

El centro de poder del *core* superior: el superpoder de la confianza en ti misma

SIGNOS DE QUE TU *CORE* SUPERIOR NECESITA AMOR	
Físicos	
* Niveles bajos de energía sistemáticamente. * Necesitas café, azúcar o estimulantes para poder funcionar. * Tensión o rigidez en la zona media de la columna, por la base de los omóplatos.	* Metabolismo lento. * Incapacidad de respirar profundo o sensación de ahogo constante.
Emocionales	
* Sensación de desequilibrio o falta de propósito en la vida. * Falta de confianza en ti misma.	* Intentar controlar o manipular a los demás. * Miedo a asumir riesgos en la vida o a salir de la zona de confort.

El desequilibrio del *core* superior en la práctica

Zach, jugador de *hockey* profesional, quería conseguir una ventaja competitiva. Su intención era diferenciar su régimen de entrenamiento del que hacían sus compañeros y oponentes; esa fue la razón de su consulta. Como profesional del *hockey*, estaba muy en forma, pero su cuerpo había sufrido desgaste por el esfuerzo constante y los movimientos repetitivos. Tenía todo el tronco y las costillas en rotación, y un hombro adelantado. Esto le impedía respirar profundo, a menudo se sentía agotado y tardaba en recuperarse. Era joven, pero estaba bastante estropeado.

La caja torácica comprimida, la imposibilidad de respirar y el agotamiento hicieron que me fijara en su *core* superior. Revisamos su diafragma y descubrimos que tenía mucha tensión, de la cual él era totalmente inconsciente (como lo es el 99,9 % de la población). Esta tensión reducía su capacidad respiratoria, factor crucial para los deportes competitivos.

Empezamos a concentrarnos en el espacio comprimido y nos dedicamos a liberar el estrés de su diafragma, mediante una combinación de ejercicios respiratorios y medicina del movimiento. Al poco tiempo, sintió que tenía más energía, gracias al mayor aporte de oxígeno. Respirar más profundo le ayudó a recuperarse antes, e incluso activó su metabolismo. Pudimos corregir la joroba que tenía en la espalda a la altura del diafragma, que —además de acelerar su metabolismo— cambió su postura. Aumentó de estatura y se estilizó. Sus movimientos eran más fluidos y eficaces. Me hacía bromas diciéndome que me iba a mandar las facturas de su sastre por todos los trajes que le había tenido que estrechar.

Gracias a su trabajo en el *core* superior, se sentía más seguro de su cuerpo, de su juego, de su carrera y de todo en general. Sintió que había encontrado la ventaja competitiva que estaba buscando.

Conoce tu *core* superior

El *core* superior está situado en la parte alta del torso o tronco, justo en el centro de nuestro cuerpo. Se compone del diafragma y los pulmones, que se expanden de forma tridimensional en la zona media de la espalda, por debajo de los omóplatos. Las glándulas suprarrenales también se encuentran en esta zona.

Cuando hay un desequilibrio en el *core* superior, es probable que notes que tienes menos energía, que tu metabolismo y digestión son más lentos y que padeces trastornos del sueño. La ansiedad, las náuseas, la frecuencia cardíaca acelerada, la inquietud y el sentimiento de saturación, así como la imposibilidad de respirar profundo, son indicativos de que hay problemas en esta zona.

En el cuerpo humano, cuando una compleja acumulación de nervios coincide en una zona específica, se conoce bajo el nombre de «plexo», que significa 'red'. El *core* superior incluye un plexo, que está situado en la región blanda que hay justo debajo del esternón. En la medicina occidental, se denomina plexo solar (abdominal). Es un punto de confluencia de nervios, que se sitúa en el abdomen, cerca del estómago. El plexo que se encuentra en el *core* superior es uno de los principales del cuerpo humano. Esta red significa que todo lo que afecta al *core* superior puede ocasionar graves problemas en el resto de nuestro organismo. Si alguna vez has tenido la experiencia de que se te ha cortado la respiración, es el mismo efecto que produce un puñetazo en el *core* superior. El golpe irrita un nervio del cercano diafragma, provocando su espasmo. Puesto que el diafragma es esencial para la respiración, no puedes respirar profundo de nuevo hasta que se desvanece el efecto.

Los místicos dicen que el *core* superior es el centro de nuestras emociones. Aunque la ciencia no lo explica con las mismas palabras, ha descubierto que se trata de un punto físicamente vulnerable del cuerpo humano, donde los nervios interconectados que se encuentran en él se pueden irritar y provocar dolor. Algunos de los nervios que pasan por ese punto pertenecen al sistema nervioso autónomo, la parte del sistema nervioso que no controlamos voluntariamente. El sistema nervioso autónomo regula la función de los órganos, la contracción y la dilatación de los vasos sanguíneos y el tamaño de las pupilas.

En este capítulo, nos centraremos mucho en la calidad de la respiración. La respiración completa y profunda tiene importantes repercusiones en nuestra salud física; también es uno de los instrumentos más accesibles que tenemos para regular el estrés. Para poder entender todos los beneficios que nos ofrece una buena respiración, necesitaremos un buen conocimiento del diafragma. El diafragma es un músculo en forma de cúpula situado en la base de la caja torácica (la circunferencia del área superior de la espalda que también alberga a los pulmones y el corazón). Separa el tórax de la cavidad abdominal, está íntimamente relacionado con el sistema digestivo y su función principal es ayudar a transformar la materia en energía para alimentar al cuerpo. Una de sus principales funciones es la metabólica y se asocia al páncreas.

Cuando el diafragma se contrae, aumenta el volumen de la caja torácica a lo ancho y a lo largo, lo que a su vez facilita la expansión de los pulmones. Cuando se expande, ejerce presión sobre el suelo pélvico y contrae el ancho y largo de la caja torácica, que facilita la compresión pulmonar; así se producen los mecanismos de la inspiración y la espiración. Gracias a este movimiento, el diafragma es el responsable del oxígeno que inhalamos y del dióxido de carbono que exhalamos. No es necesario recordar que es una función esencial de la vida.

Nuestros pulmones tienen la capacidad de absorber hasta unos siete litros y medio de oxígeno cada vez; no obstante, la mayoría utilizamos solo del 20 al 30 % de nuestra capacidad pulmonar. Detente a pensar un minuto: la mayoría solo tomamos un pequeño porcentaje de la energía vital que está a nuestro alcance.

Es evidente que esto comporta un sinfín de problemas. En lo que respecta a nuestra salud física, respirar profundo es importante para fortalecer el *core* profundo y para liberar tensión o estrés. El proceso de respirar nos ayuda a conectar con las capas profundas de nuestro *core*. Son estas capas las que hacen que la musculatura abdominal se eleve y se hunda. Si no sabes a qué me refiero, estoy hablando de los músculos que notamos cuando nos reímos o tosemos con fuerza. Asimismo son los músculos que sujetan la columna y el diafragma. Nos ayudan a estar animadas e inspiradas, porque la postura que adoptamos tiene un efecto directo sobre nuestro estado de ánimo y mental.

Quizás hayas observado algún patrón en tu cuerpo: cuando algo se tensa, se debilita y no funciona correctamente. Lo mismo le sucede al diafragma. El estómago está situado justo debajo de él y de los pulmones, así que todo lo que le pase a nuestro diafragma afecta al estómago y a otros órganos. Cuando está tenso, comprime los órganos e impide su funcionamiento óptimo, ya que la sangre no circula correctamente por ellos.

El core superior y la salud holística

Los atletas profesionales de competición dedican mucho tiempo a trabajar el diafragma, porque favorece un mayor rendimiento y aumenta su resistencia. Se entrenan para respirar mejor y con más eficacia, para mejorar su capacidad de recuperación. Cuanto más oxígeno fresco inhalen, mejor alimentarán a sus células. Cuando no respiramos profundo, nuestro metabolismo se vuelve perezoso, baja nuestro nivel de energía y nuestra capacidad para controlar el estrés disminuye drásticamente.

La respiración es una forma estupenda de adelgazar. En la actualidad, muchos profesionales de la salud todavía no tienen claro cuáles son los mecanismos del adelgazamiento. Existe una correlación directa entre nuestra manera de espirar y el perder peso, porque la espiración activa el metabolismo. La grasa se convierte en dióxido de carbono y agua, así que parte de lo que comemos lo eliminamos a través de los pulmones. Si pierdes 4,5 kilos de grasa, 3,8 los expulsas a través de los pulmones y el 1,7 restante se expulsa como líquido.

Esto explica por qué hay tantas personas frustradas porque no pueden perder peso. Por más dieta o ejercicio que hagas, si tus pulmones, costillas, musculatura intercostal y diafragma están trabados por una fascia tensa y rígida, no vas a poder realizar las respiraciones profundas y expansivas que necesitas para adelgazar. Todos los ejercicios respiratorios de la sección «Medicina del movimiento» de este libro te conducen a este tipo de respiración profunda y expansiva. Prepárate para el beneficio adicional de perder peso, a medida que vas practicando estas técnicas respiratorias.

El chakra del plexo solar

El chakra del plexo solar, que se asocia oportunamente al color amarillo, representa el fuego del abdomen. Está situado cerca del páncreas, el órgano que controla el metabolismo.

La principal función del plexo solar es darnos energía para seguir adelante. Nos ayuda a realizar nuestros deseos personales y aclara nuestras intenciones. Este chakra cumple dos funciones: contribuye a que descubramos nuestra confianza en nosotras mismas y nos proporciona el impulso para seguir nuestro camino en la vida, por difícil que pueda parecernos a veces. El plexo solar nos impulsa hacia nuestras metas.

Cuando sentimos el tipo de seguridad propia del plexo solar, podemos ser asertivas sin ser dominantes. Aceptamos nuestros errores con la comprensión de que forman parte de nuestro proceso y nos acercan a nuestros objetivos.

En este chakra, aprendemos que la autoconfianza nada tiene que ver con el egoísmo. Solo cultivando la seguridad en nosotras mismas y la independencia podremos compartir con el mundo nuestros dones y lo que tengamos que ofrecer, de la manera más completa posible. Esto no solo nos beneficia a nosotras, sino a todas las personas con las que nos relacionemos.

El core superior y el suelo pélvico

Imagínate tu cuerpo como si fueran tres cajas apiladas una encima de la otra: el suelo pélvico, el diafragma y la mandíbula. Como les sucedería a unas cajas apiladas, que si no están bien alineadas se caerían, lo mismo le sucede a tu cuerpo. Si el suelo pélvico, el diafragma o la mandíbula están cerrados o caídos por el peso de la compresión, al resto le ocurrirá lo mismo. Todo lo que experimentamos en una «caja» se reflejará en la estructura y estabilidad de las otras cajas. Si tu suelo pélvico está tenso y congestionado, te garantizo que el diafragma también lo estará.

Al estar situado en la zona media del cuerpo, todo lo que le sucede afecta tanto abajo como arriba. Si tu diafragma no es fuerte y resistente, no podrás relajar bien los hombros hacia atrás sin esfuerzo. Al final, terminarás encorvada. Visualiza tu diafragma como un músculo del *core* profundo y como un sistema hidráulico, que mueve cosas ejerciendo presión. Con la «presión» de la respiración, el diafragma bombea oxígeno hacia dentro y expulsa CO_2. Cuando se contrae, aumenta el volumen de aire, presiona el suelo pélvico y expande los pulmones. Si el primero está tenso, el diafragma no podrá facilitar la entrada de mucho aire, y lo mismo sucederá con la expulsión. Nunca podrás liberar y expandir el diafragma sin hacer lo mismo en el suelo pélvico, y viceversa. Esto no solo sería perjudicial —por no decir incómodo— desde un punto de vista físico, sino que es justamente lo opuesto a nuestra habilidad para conectar con nuestro superpoder de la seguridad en nosotras mismas.

El core superior y el estrés

Nuestra respiración delata el estrés. Más bien, podríamos decir la *falta* de respiración.

Cuando estamos en un estado reactivo de miedo, preocupación o tensión, nuestra respiración se acorta y se bloquea. Pero, afortunadamente, esta es una de esas cosas que podemos controlar, tomando conciencia de ello y utilizando las herramientas que encontrarás en este libro. Podemos desarrollar patrones nuevos para ayudar a nuestro cuerpo y nuestra mente a salir de esas situaciones y dejar de ser víctimas.

Nuestra forma de respirar afecta a nuestro sistema nervioso. ¿Recuerdas a nuestro viejo amigo, el nervio vago? El diafragma le envía un mensaje en el que le dice que se calme (o no). Este mensaje llega a nuestro cerebro, y provoca una reacción en todo nuestro sistema nervioso.

Estos mensajes los enviamos a través de nuestra respiración. ¿Cuánto poder da esto? Eso significa que, cuando elegimos cambiar nuestra manera de respirar, tenemos la facultad de alterar nuestros niveles de estrés. Cuando cambiamos nuestra respiración, cambiamos nuestro estado por completo. Cuando hacemos respiraciones completas y profundas, disminuye nuestra frecuencia cardíaca y nuestra presión sanguínea.

Haz una pausa un momento y observa cómo estás respirando ahora. La respiración dice mucho sobre quiénes somos y cómo interactuamos en el mundo. He observado estos patrones en mis clientes con frecuencia: cuando la persona hace más énfasis en la espiración, lo más habitual es que esté deprimida, se sienta impotente y esté encorvada; cuando la inspiración es la más pronunciada, es más probable que sea una persona positiva que se esfuerza mucho. Estos patrones se deben, en el primer caso, al sentimiento de cargar el mundo a cuestas, o en el caso de una postura muy erguida, al de intentar controlar muchas cosas y no disfrutar nunca de la presencia o los frutos de nuestro trabajo. ¿Te resulta familiar? Ahora, intenta cambiar tu respiración, alarga tu inspiración y espiración, ejecuta cada una completa. Inspira sin interrupción hasta el final y deja salir todo el aire al espirar. Practica este patrón respiratorio durante un minuto. Observa si se ha producido algún cambio en tu nivel de estrés. La respiración puede transformar tu vida en el sentido más literal.

Estamos intentando encontrar el punto medio óptimo de expansión y expulsión, a través de la respiración. La respiración te situará en el presente. Te recordará las cosas que quieres conseguir en el mundo y las que deseas dejar ir. Te permitirá disfrutar al máximo en tu vida. Y lo más seguro es que te garantice que no seas víctima del estrés. Nuestra forma de respirar es nuestra forma de vivir. Respira profundo.

LA HIGIENE DEL ESTRÉS DEL *CORE* SUPERIOR

Para empezar a crear nuevos hábitos no reactivos al estrés, la próxima vez que te des cuenta de que estás reteniendo la respiración y acumulando tensión, prueba este sencillo ejercicio para combatirlo.

Siéntate y coloca los dedos de las manos en la parte inferior de la caja torácica, en los costados, e inspira profundo, luego suelta el aire lentamente, a la vez que ejerces una suave presión sobre esa zona, para aliviar la congestión del *core* superior.

Medicina del movimiento para el *core* superior

Masaje del diafragma

Pon el balón sobre la esterilla de yoga y colócate sobre él bocabajo, de modo que la caja torácica quede por encima del balón, en la parte alta de tu *core* superior, con los antebrazos apoyados sobre el suelo a la altura de la frente y con las piernas estiradas. Respira profundo unas cuantas veces para abrir y expandir el *core* superior. Coloca la mano derecha en el suelo con el pulgar alineado con el balón. Inspira rodando hacia la derecha, dejando que el balón pase sobre el esternón. Al espirar, vuelve a apoyarte sobre la mano derecha y rueda sobre el balón volviendo a pasar sobre el esternón, para inclinarte hacia el lado izquierdo. Cambia el peso de una mano a otra según el costado hacia el que te inclines. Repite este ejercicio ocho veces.

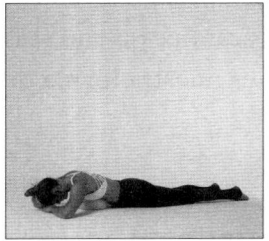 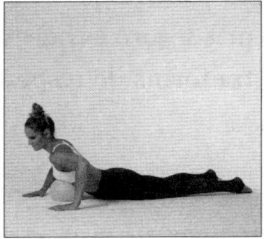 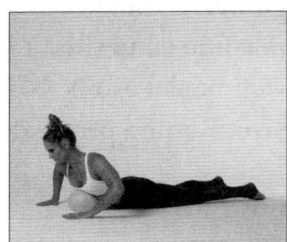

Masaje del diafragma

Extensión de la zona media alta de la espalda

Túmbate sobre tu esterilla bocarriba y coloca el balón en la zona media de la espalda. Flexiona las rodillas y apoya las plantas de los pies en el suelo, en línea con las caderas. Coloca las manos detrás de la cabeza para sostener el cuello. Inspira arqueando la espalda, abriendo el diafragma y los pulmones. Espira girando el tronco hacia la derecha. Inspira y vuelve al centro, y al espirar gira hacia la izquierda, siente el suave masaje en la parte superior de la espalda, que abrirá tu diafragma y tus pulmones. Repite este ejercicio ocho veces.

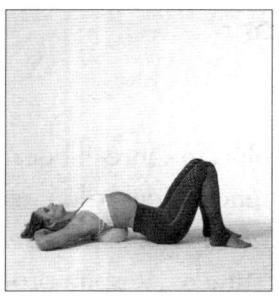 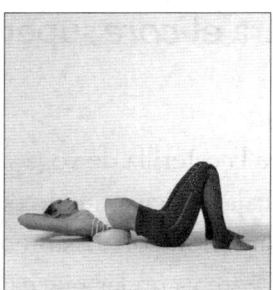 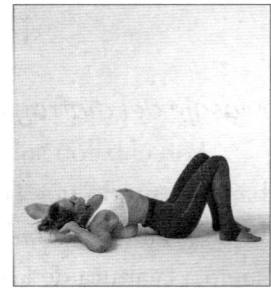

Extensión de la zona media alta de la espalda

Rodar sobre el balón en la zona alta de la espalda

Tú sobre la esterilla bocarriba, con las piernas flexionadas y las plantas de los pies apoyadas en el suelo, y colócate el balón debajo de la zona media de la espalda. Pon las manos detrás de la cabeza con los codos abiertos. Al inspirar, levanta las caderas y haz presión sobre las plantas de los pies para que el balón ruede por la espalda hacia los omóplatos, mientras tu cuerpo se desliza hacia abajo. Al espirar, vuelve a rodar sobre el balón, deslizándote hacia arriba, mientras el balón baja y las rodillas se acercan a los dedos de los pies. Repite este ejercicio ocho veces.

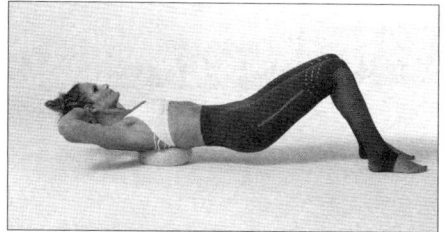
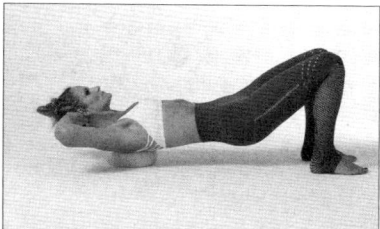

Rodar sobre el balón en la zona alta de la espalda

Respiración costal

Colócate de costado sobre la esterilla, apoyada sobre la cadera derecha, con las piernas flexionadas. Sitúa el balón debajo de las costillas y el pulmón derechos, y apóyate sobre el codo derecho. La mano izquierda estará delante de la cadera, apoyada sobre la esterilla. Inspira arqueando la columna para que el balón ruede hacia atrás. Espira y gira el coxis hacia dentro, rodando por el costado de la caja torácica para crear elasticidad en las costillas y los pulmones. Repite este ejercicio ocho veces con cada lado.

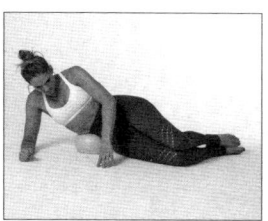
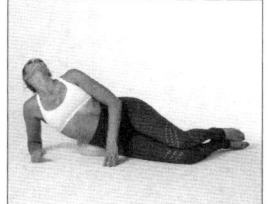
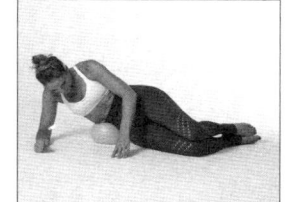

Respiración costal

ACTIVA EL SUELO PÉLVICO: tu fuente de energía

Postura de entrega en extensión

Colócate el balón debajo de la zona media alta de la espalda. Estira las piernas, abre el pecho y estira los brazos por detrás de la cabeza. Siente como se expanden tus pulmones al inspirar. Al espirar, libera tensión, dejando que el balón se hunda suavemente en tus músculos. Haz diez respiraciones largas y profundas en esta postura.

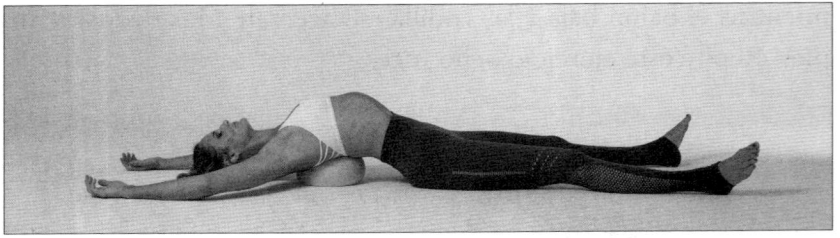

Postura de entrega en extensión

Oxigena el core superior

Pon el balón sobre la esterilla y túmbate bocabajo, de modo que el diafragma quede sobre el balón y los antebrazos sobre la esterilla. Mira hacia delante, para que el balón se adentre en tus tejidos. Sacude las caderas suavemente de lado a lado, para liberar tensión en la zona lumbar. Inspira deslizando los codos hacia los lados y deja que el balón se adentre en tu cuerpo. Espira apoyando la frente en el suelo entre las manos. Inspira y expande tu respiración en la zona alta de la espalda. Espira y relájate sobre el balón para que este se adentre en tu diafragma. Repite este ejercicio de ocho a diez veces.

Sana y equilibra tu core superior

Ve a clase de defensa personal

No importa qué tipo de autodefensa elijas practicar, será una forma ideal de hacer que tu corazón trabaje y que tu sangre circule. Avivará el fuego de tu abdomen. No solo te reforzará físicamente, sino también mental y emocionalmente.

El poder de la confianza se adquiere sabiendo que somos capaces y estamos a salvo. Cuando podemos defendernos, el miedo desaparece. La autodefensa también nos enseña a ser las dueñas de nuestro propio poder y a crearnos un espacio en el mundo. Es la manifestación física de «no amedrentarse ante las situaciones».

Reclama más espacio

A propósito de tener más espacio en el mundo, la práctica de crearnos espacio en un sentido físico es muy transformadora, y una forma muy poderosa de crear confianza en nosotras mismas.

Muchas personas —en especial las mujeres— nos encogemos físicamente. Es prácticamente imposible actuar con seguridad de esta manera. Hazte dueña de tu espacio y de tu presencia. Si no te sale espontáneamente, puede que te parezca un hábito abrumador, pero es una práctica muy viable, y probablemente más sencilla de lo que piensas.

Cuando entres en una habitación afiánzate con los dedos gordo y meñique del pie y con el talón, a la vez que elevas el torso y relajas los hombros; de este modo adoptarás una postura elegante y grácil. Siente el soporte de la tierra que tienes bajo tus pies, cómo fluye su energía por tu cuerpo y te empodera. Inspira profundo, y al espirar, relaja conscientemente todo tu cuerpo: mandíbula, abdomen y caderas. Camina con relajada confianza y con la intención de conectar y marcar la diferencia. Sé dueña de tu energía. Reclama tu presencia. Goza siendo tú, siguiendo tu camino y estando donde estás en este momento.

Absorbe algo de vitamina D

Al *core* superior le encanta el sol, porque está situado en nuestro plexo solar. Recibir algunos rayos solares no solo sanará y equilibrará tu plexo solar, sino que es una gran forma de absorber algo de vitamina D.

La vitamina D solo está disponible de dos formas: la procedente del sol y la de los suplementos. El cuerpo humano no la fabrica de forma natural. La vitamina D ayuda a combatir la ansiedad y la depresión; esta es la razón por la que quienes viven en climas fríos suelen padecer depresión.

Sal a la calle y siente el calor del sol en tu espalda, haz algo de jardinería en un día soleado o échate una cabezadita relajante en un parque o en tu jardín. Tal vez puedas planificarte el día para contemplar el amanecer o el atardecer. Vive totalmente el momento presente. Absorbe las tonalidades amarilla, naranja, roja y rosa, y deja que estimulen tu alma. Siente la claridad mental cuando contemplas el lento, pero constante, ascenso o descenso del sol. Al contemplar el amanecer, piensa en las cosas que quieres empezar o atraer a tu vida. Al contemplar el atardecer, piensa en lo que quieres dejar ir que está ocupando un valioso espacio en tu vida o impidiendo que sigas tu camino.

Lo maravilloso de esta práctica es que puedes hacer que sea energética o relajante, dependiendo de cómo prefieres que te sea servida tu vitamina D en un momento dado.

Ríete a carcajadas

Solemos asociar la confianza en uno mismo con una conducta arrogante, seria o incluso severa. Sinceramente, nada más lejos de la verdad. Pocas cosas nos dan tanto poder como disfrutar de una buena carcajada.

El humor nos recuerda que la vida es una transición constante. Pocas cosas hacen que nos sintamos más impotentes que intentar luchar contra el curso que toman los acontecimientos. Cuando actuamos con seguridad, dejamos de luchar contra el fluir de la vida. Abandonamos el deseo de controlar lo que «debería» suceder. Cuando llegamos a este punto, aprendemos a ver oportunidades en lo que no sale como deseábamos, en lugar de sentirnos víctimas de las circunstancias.

Una buena carcajada te ayudará a conectar con tu sentido del humor y con la aceptación. Cuanto más difícil o estresante es la vida, más importante es aprender a no tomarse las cosas demasiado en serio. La risa es la mejor forma de reforzar el *core*, y también ayuda a despertar el diafragma, que es justamente la razón por la que los cantantes y actores la usan como calentamiento antes de actuar. El humor y la risa nos dan libertad. Cuando somos capaces de no tomarnos lo que «sucede» demasiado en serio, descubrimos la forma más auténtica y maravillosa de confianza en nosotras mismas.

Canta y baila

La confianza en uno mismo no es teórica. Es algo muy real que podemos descubrir en el momento presente. ¿Qué mejor forma hay para estar en el presente que escuchar algunas canciones, dejarte llevar y moverte?

Ponte algo de Beyoncé o cualquier otra música marchosa que te haga sentirte poderosa, viva y revitalizada. Canta a voz en grito una canción que te recuerde momentos felices de tu vida y deja que ese antiguo sentimiento recorra todo tu cuerpo. ¡Diviértete! Canta en el coche a pleno pulmón (puntos extra si bajas la ventanilla). Baila. Sintoniza la energía que te hace sentirte fuerte y segura de ti misma. Para cantar utilizas el diafragma, que activa tu *core*, y también aumenta la hormona de la felicidad, la serotonina, y nos ayuda a eliminar cortisol estresante.

DATE UN BAÑO REVITALIZANTE

Cuenta la leyenda que la diosa griega Afrodita nació en el mar y emergió de él envuelta en romero. Según la sabiduría popular el romero nos protege de los malos espíritus y contrarresta la magia negra.

Este baño nos ayudará a aliviar el estrés y a reducir los antojos de azúcar relajando el sistema nervioso, y contribuirá a que nuestro cuerpo se deshaga de los kilos de más. La mezcla también limpia la energía tóxica, aporta claridad mental, nos reafirma en nuestra propia identidad, mejora la confianza en nosotras mismas y fomenta el entusiasmo. Todo esto contribuye a una personalidad más sana.

¼ de taza de romero seco
10 gotas de aceite esencial de romero
2 tazas de sales de Epsom
½ taza de bicarbonato

Para preparar este baño, echa el romero en una taza de agua hirviendo y déjalo reposar cinco minutos. Mientras se hace la infusión de romero, mezcla el aceite esencial, las sales de Epsom y el bicarbonato en un bol pequeño. Échalo todo en la bañera. Cuando la infusión de romero esté lista, viértela en la bañera a través de un colador.

Mantra y visualización para el *core* superior

*Tengo poder positivo y éxito en todo lo
que me propongo. Soy valiosa.*

Encuentra una postura sedente cómoda y estable sobre tu rodillo, balón blando o media esfera.* Relájate a medida que notes que tu columna se endereza espontánea y elegantemente en dirección al cielo. Nota cómo se acomodan tus isquiones y te conectan con la tierra.

Toma conciencia de tus costillas y tu diafragma. Visualiza las costillas que envuelven la zona media de la espalda. Visualiza el diafragma como un músculo en forma de cúpula, que separa la cavidad torácica de la abdominal. Este hermoso músculo en forma de paraguas es el responsable de la cantidad de oxígeno que entra en tus pulmones y del dióxido de carbono que sale de ellos.

El diafragma es importante para la digestión y para nuestra respuesta al estrés. En Estados Unidos y otros países occidentales, la mayoría de las personas tienen el diafragma tan tenso y rígido que ha perdido la capacidad de expandirse y contraerse, para la que está diseñado. Recuerda esto mientras inspires sin esfuerzo llenando bien tus pulmones, y luego espira. Conoce este músculo tridimensional, mientras exhalas todo lo que ya no necesitas.

En el aspecto energético, esta área tiene mucho que ver con tu poder personal y con tu forma de manifestarlo en el mundo. Observa si te encorvas, física o energéticamente. Cuando estás encorvada de cualquiera de estas dos formas, se bloquea tu poder.

Este poder no tiene que ver con la fuerza. Ni con controlar a los demás. Este poder radica en ser tú misma: en ser auténtica y en que, en tu poderoso camino personal, descubras tus dones y

---

* También conocido como BOSU, es como la mitad de un balón de pilates grande, hinchado sobre una base circular; se usa para trabajar ejercicios en equilibrio (N. de la T.).

marques la diferencia en tu vida y en la de los demás. Se trata de que te sientas bien con estos dones y con tu poder.

Reconoce que tomar conciencia de esta parte de tu cuerpo puede ayudarte a ser más feliz y poderosa, y estar más equilibrada en tu vida.

A medida que sigues respirando, recuerda que tu respiración refleja cómo vives. Si quieres una vida profunda en la que seas capaz de fluir con las circunstancias, esta área es muy importante. Aquí es donde creas el espacio y la elasticidad. Es aquí donde creas expansión y compresión.

Traslada un momento tu atención al suelo pélvico. Observa si eres capaz de relajarlo un instante. Ahora lleva tu atención al *core* profundo. ¿Dónde y cómo puedes relajar tu vientre? Vuelve al diafragma. Observa si estás acumulando tensión justo debajo de la caja torácica. Visualiza que suavizas esa energía.

Si sientes que no estás conectada con tu diafragma, es normal. Presiona las costillas con los dedos y pálpalas unas cuantas veces. Ahueca las manos adoptando la forma de la caja torácica y colócalas sobre ella. Inspira y espira. Al espirar, déjate ir y haz vibrar tus manos ahuecadas sobre la caja torácica; esto te ayudará a aflojarte y a relajarte. Desplaza las manos de un lado a otro por la misma área y recorre el tronco hacia abajo con este movimiento lateral; luego, vuelve a subir hasta el esternón. Relaja los brazos. Observa si ahora sientes una conexión más profunda con esa parte de tu cuerpo.

Inspira, retén el aire un momento y espira. Vuelve a tu respiración natural. Observa si notas la zona del diafragma y de la caja torácica más expandida.

Esta área es de suma importancia para relajar todo el cuerpo. La respiración es tu instrumento; de hecho, es un superpoder en y por sí mismo. Nos da soporte y nos ayuda a salvar el oleaje de la vida, de la manera más elegante y fluida posible. También favorece nuestra conexión con la tierra. Elimina el estrés e insufla vida en nuestro cuerpo, espíritu, corazón y mente.

Ahora que te encuentras en este estado de relajación, tu mente y tu cuerpo están más abiertos a grabar ideas. Sitúate en esa zona y piensa: «El estrés es una reacción». Podemos elegir cómo reaccionamos y tenemos el poder para hacerlo. Grábate esta idea en tu sistema nervioso y en tu vibración celular. Sé consciente de que esta elección sobre la reacción es un superpoder. Puedes elegir estar estresada, o bien creer que estás en tu camino, haciendo exactamente lo que se supone que has de hacer. Estás en el *flow* de la vida, conectada contigo misma, con las demás personas y con el mundo. Has descubierto tu camino.

Inspira profundo. Al espirar, observa si estás más tranquila. Siéntete más conectada con tu poder personal y contigo misma.

Activa tu superpoder de la confianza en ti misma a través del *core* superior

La capacidad de expansión y de contracción de esta zona es lo que nos permite mantener una postura erguida y digna sin esfuerzo. Puede parecer algo sin importancia, pero no lo es. Nuestra forma de actuar se traduce directamente en cómo nos sentimos respecto a nosotras mismas y a nuestro lugar en el mundo. Si somos dueñas de nosotras mismas y reclamamos nuestro espacio, pronto empezaremos a sentirnos merecedoras y poderosas. Recuerda: ¿has conocido alguna vez a alguien con una presencia imponente que estuviera encorvado? Me atrevería a decir que no.

Cuando estamos erguidas, nuestra forma de vivir y de relacionarnos con el mundo empieza a cambiar. Actuamos con más seguridad y asumimos más responsabilidad respecto a dónde estamos y hacia dónde nos dirigimos. Esta estatura nos permite más movimiento y fluidez, y estamos más en sintonía con nosotras mismas y con la vida. De este modo, adquirimos más confianza y sentido de propósito. Hablamos desde la convicción y la fuerza. Transmitimos respeto, no a través de la agresividad, sino del poder de nuestra presencia.

Se dice que nuestra respiración refleja cómo vivimos. Yo creo que es cierto. Cuando nos comportamos de manera que creamos espacio y fluidez, respiramos de otra forma. Absorbemos más fuerza vital al inhalar y al exhalar nos enraizamos, centramos nuestro cuerpo y conectamos con nuestro conocimiento interior.

El ego está directamente relacionado con la seguridad y el poder, así que se origina en la zona del *core* superior. No me estoy refiriendo al tipo de ego que asociamos al egoísmo, sino al ego como fuente de impulso y de fuego interior. El ego se asocia a la energía masculina de la acción. Desde esta área del cuerpo, generamos la energía que nos incita a seguir nuestro camino concentradas, con un propósito y con determinación.

TERAPIAS ALTERNATIVAS PARA EL *CORE* SUPERIOR

Aromaterapia

A los pulmones les encantan los aromas del eucalipto y de la menta. Ambas fragancias son tonificantes, aunque relajantes a la vez, y muy eficaces para aliviar la tensión en los pulmones, así como para activarlos y expandirlos.

Pon la esencia de eucalipto o menta a unos dos centímetros de la nariz y disfruta inhalando profundo. También puedes echar unas gotitas directamente sobre la alcachofa de la ducha y darte un agradable baño de vapor de eucalipto o de menta. Saldrás de la ducha refrescada y rejuvenecida. Otra opción es ponerlos en un difusor, separados o juntos.

Gemoterapia

El factor común entre todas estas gemas es que te ayudarán a desarrollar tu confianza en ti misma, de una manera holística, que tendrán un efecto positivo sobre tu mente, cuerpo y energía emocional. Este es justamente el tipo de apoyo que necesita nuestro *core* superior para su bienestar.

* **Ámbar:** limpia, equilibra y mejora la claridad mental y la seguridad en ti misma.
* **Citrino:** esta «gema del éxito» se utiliza para equilibrar, limpiar y conferir poder personal y autoconfianza.
* **Cuarzo limón:** esta «gema del optimismo» se usa para limpiar y activar el *core* superior solar.
* **Turmalina amarilla:** buen desintoxicante, limpia y activa el equilibrio.
* **Ojo de tigre:** es una gema protectora, estabilizadora, que limpia y equilibra.

Para sanar tu *core* superior, elige la gema que más te atraiga y colócatela justo debajo del pecho. Medita, relájate o visualiza el resultado que deseas obtener con la gema en esa zona. Para absorber mejor sus vibraciones curativas puedes llevar la gema que te gusta en el bolso o en el bolsillo, engarzarla en una joya o tenerla en algún lugar de tu casa o del coche.

Infusión

La raíz de valeriana es una superraíz que, en algunas culturas, se ha utilizado como remedio para todo tipo de cosas, desde la fatiga adrenal hasta la restauración del sistema nervioso e, incluso, para la hipertensión. Se viene usando desde hace siglos para tratar el nerviosismo, las palpitaciones y el insomnio. Algunas investigaciones antiguas parecen indicar que puede producir un efecto relajante similar al que facilitan los fármacos antidepresivos. Por este motivo, a la valeriana se la ha llamado el Valium natural.

Me gusta tomarme una infusión de valeriana una hora antes de acostarme, porque me ayuda a conciliar un sueño profundo y restaurador de la belleza. Si te la tomas cada noche, te sorprenderás de sus efectos para reequilibrar tu cuerpo. (Como beneficio añadido, también reduce los antojos de dulce).

1 cucharadita de raíz de valeriana biológica

Pon la raíz de valeriana en agua caliente durante diez minutos. Sírvela pasándola por un colador.

Nutre tu *core* superior

Plantas indicadas para el core superior

MACA

La maca, maca peruana o andina, se obtiene al triturar el tubérculo del mismo nombre. En Perú los trabajadores y los guerreros la tomaban para aumentar su resistencia y su fuerza. Esta planta adaptógena es ideal para equilibrar. Yo me suelo poner un poco de maca en mi batido de la mañana, para tener más energía, resistencia y vitalidad, para dar la bienvenida al nuevo día.

ORÉGANO

El orégano es un remedio rápido para limpiar y eliminar toxinas de los pulmones. Me encanta porque es muy sencillo incorporarlo en la comida como condimento. Ve con cuidado con el aceite de orégano, pues es muy fuerte, de sabor y de olor, pero ¡su efecto también lo es! He descubierto que la mejor forma de tomar el aceite de orégano es echar unas gotas al agua y tomártelo de golpe.

ROMERO

¡Otra de esas hierbas que se deben tener en casa! ¿A quién no le encanta el olor a romero? No solo es delicioso, sino una forma extraordinaria de eliminar toxinas de la parte superior del intestino, donde se producen y distribuyen enzimas, insulina y otras hormonas que hacen que tengamos una salud espléndida. El cielo es el límite, puedes tomar romero en infusión, como condimento, o incluso ponerte unas gotas de tintura en un poco de agua y tomarte una bebida sana y refrescante.

Vitaminas para el core superior: vitamina D

Como ya hemos visto anteriormente, casi todo el mundo tiene deficiencia de vitamina D, puesto que solo podemos conseguirla a través del sol y de los suplementos. En cuanto a suplementos, prueba la presentación en gránulos amarillos (colócatelos debajo de la lengua; esta es la forma más biodisponible).

Una manera mucho más divertida de conseguir tu dosis diaria de vitamina D es pasar treinta minutos al sol sin protección solar; sí, lo has leído bien: sin protección solar. Después de treinta minutos, debes ponerte la crema protectora, sin lugar a dudas, ¡pero primero tu vitamina D!

ALIMENTOS QUE SANAN EL *CORE* SUPERIOR

* **Frutas que tengan enzimas**: plátano, piña y papaya.
* **Especias**: canela, comino, jengibre y cúrcuma.
* **Alimentos de color amarillo**: garbanzos y otras legumbres, jengibre, limones y pimientos amarillos.

Tónico para estimular la confianza en ti misma

470 MILILITROS

Un *core* superior bien nutrido te dará más confianza, entusiasmo, alegría, fuerza de voluntad y motivación para conseguir un fin. Fomenta una personalidad afable, desenfadada, con autoestima y capacidad de enfrentarse a los retos con valor. ¿Qué más he de decir para convencerte de que tomes este tónico?

La base de pomelo incluye una enzima que ayudará a tu cuerpo a utilizar mejor el azúcar. Estimula el metabolismo y ayuda a adelgazar. Refuerza el sistema inmunitario, hidrata el cuerpo y favorece la salud de la piel y del cerebro. En la medicina ayurvédica, se cree que el pomelo aclara la mente y promueve la confianza en uno mismo, la inteligencia y la creatividad. La menta le aporta una dosis extra de estimulantes enzimas digestivas.

- 2 tazas de agua
- ½ pomelo biológico cortado a rodajas
- 1 cucharadita de jengibre, troceado o a rodajas
- 5 o 6 hojas de menta

Mezcla el agua, el pomelo, el jengibre y la menta en un vaso o frasco hermético Mason. Deja reposar la mezcla a temperatura ambiente, durante al menos dos horas. Para reforzar el sabor, remueve los ingredientes antes de colarlo. ¡Cuélalo y a disfrutarlo!

Elixir para activarte

235 MILILITROS

Me tomo este zumo una vez al día, y a veces, dos. Creo que se absorbe mejor en ayunas, así que me lo tomo por la mañana para activarme. Los berros ayudan a desinflamar las vías respiratorias y lubrican los pulmones. Los nabos son ricos en vitamina A y los limones en vitamina C; ambos son antioxidantes y favorecen la salud pulmonar.

- 1 pepino troceado
- 1 limón pelado y cuarteado
- 1 nabo troceado
- 1 puñado de berros

Pon el pepino, el limón, el nabo y los berros en una licuadora o batidora y lícualos o bátelos hasta que consigas una textura líquida. Si usas una batidora, cuela el zumo antes de servirlo para separar la pulpa.

Caldo para equilibrar la energía

8-10 RACIONES

Activa tu metabolismo, despierta tu poder personal y aprovecha tu motivación con este caldo para la mente y el cuerpo. Puesto que el *core* superior es la fuente de nuestra confianza en nosotras mismas, fomentar su equilibrio es esencial para nuestro sentimiento de autoestima y felicidad. A este centro de poder le encantan las propiedades para levantar el ánimo de la planta medicinal citronela (hierba limón), que se sabe que ayuda a regular las glándulas suprarrenales y favorece la circulación.

- 1 litro de caldo de huesos
- 2 cucharadas de aceite de coco
- 2 cucharadas de citronela fresca cortada a trozos
- 3 cucharadas de hojas de cilantro, troceadas, y un poco más de adorno
- 2 cebolletas troceadas
- 3 ramitas de tomillo
- 4 hojas de laurel
- 4 dientes de ajo troceados
- una pizca de pimienta de cayena, al gusto
- sal del Himalaya, al gusto

Pon a hervir el caldo de huesos y añádele el aceite de coco, la citronela, el cilantro, las cebolletas, el tomillo, las hojas de laurel, el ajo, la cayena y la sal. Baja el fuego al mínimo, no lo tapes del todo y cuécelo a fuego lento durante quince minutos. Sírvelo caliente o templado con el cilantro de adorno.

Para guardarlo, déjalo enfriar a temperatura ambiente antes de ponerlo en la nevera o en el congelador. Ponlo en un recipiente hermético en la nevera se conserva de cinco a siete días; y en el congelador, hasta cuatro meses.

CAPÍTULO 6

El centro de poder del corazón y los hombros: desbloquea tu superpoder del amor

SIGNOS DE QUE TU CENTRO DE PODER DEL CORAZÓN Y LOS HOMBROS NECESITA AMOR	
Físicos	
* Tensión constante en los hombros. * Hombros elevados hacia las orejas. * Nudos musculares crónicos en los omóplatos.	* Tensión en el pecho. * Tensión y rigidez en la zona alta de la espalda. * Sensación de compresión en el pecho y el corazón.
Emocionales	
* Sensación de que el peso del mundo recae sobre tus hombros. * Dificultad para amarte a ti misma y recibir amor y ayuda. * Dificultad para perdonar a los demás. * Sentimiento de aislamiento.	* Ansiedad y depresión. * Victimismo y su correspondiente resentimiento. * Incapacidad para dar y recibir fácilmente.

El desequilibrio del corazón y los hombros en la práctica

Meghan vino a verme porque quería deshacer los nudos musculares que tenía en los hombros. Aunque solo tenía treinta y tantos años, notaba que se le encorvaba y tensaba la espalda. En nuestra primera consulta, también me dijo que padecía ansiedad, depresión y miedo.

Pensó que yo era vidente cuando le pregunté si estaba afrontando algún desengaño amoroso. En realidad, presentaba los síntomas típicos que veo en clientas que están cerradas al amor. En su caso, estos síntomas incluían hombros rígidos y compresión en la zona alta de su cuerpo, algo que tiene su origen en el hecho de que empezamos a hundir el pecho y a derrumbarnos físicamente por la zona del corazón, cuando tenemos un desengaño amoroso. La mayoría no somos conscientes de que hacemos esto. No creo que Meghan se diera cuenta de lo cerrada que estaba hasta que empezamos a hablar de su situación. Era de esas personas que lo daban todo, pero que no sabían recibir.

Meghan y yo trabajamos en abrir la cara anterior de sus hombros, pecho y clavículas, a través de la medicina del movimiento, de la higiene emocional, de los ejercicios respiratorios y del automasaje. Solucionamos mucha de la densidad física y energía emocional que se había creado en su cuerpo, como una fascia seca y quebradiza que se había convertido en tejido cicatrizal y nudos que, literalmente, la confinaban a una postura contraída, densa y fija. Esta postura hacía que adelantara los hombros y le daba un aspecto de persona derrotada, deprimida y jorobada. También abordamos la causa de su rigidez en los hombros y aliviamos la densidad en la parte superior de su espalda, para que la cara posterior de los hombros no estuviera siempre tensa y como si algo tirara de ella hacia delante. Al no tener que seguir compensando la postura de sus hombros, volvió a conectar con su *core*. En nuestro trabajo conjunto conseguimos que su cuerpo adoptara una postura más erguida y abierta; esto la ayudó a tranquilizarse y a sentirse más cómoda. Me dijo que sentía como si el peso del mundo se hubiera esfumado de sus hombros y que las personas le respondían de una manera más positiva.

En un par de meses, se la veía claramente más erguida y alta. Tenía menos tensión en la zona media de la espalda. Se sentía más abierta al mundo y más presente. Desde este estado más sereno y conectado, fuimos desvelando lo que encerraba en su cuerpo, en el plano emocional. Nuestro trabajo se centró en que se liberara de algunos desengaños del pasado y empezara a verlos como una lección, en vez de resignarse a ser una víctima. Esto, a su vez, le sirvió para liberarse del sentimiento de culpa que arrastraba desde su infancia. Se abrió a la autoestima, y gracias a eso, aprendió a recibir amor.

Su ansiedad desapareció, igual que su depresión. Trabajamos en un ejercicio al que le he puesto el nombre de «La lista», que expondré más adelante en este capítulo: Meghan escribió una lista específica de cómo había de ser la pareja que quería que se manifestara en su vida, para que coincidiera con la persona en la que se había convertido. Me alegra poder decir que apareció unos pocos meses más tarde. Ahora está casada, tiene dos hijos y una pareja ideal con la que se siente libre tanto para dar como para recibir.

Conoce tu corazón y tus hombros

Ahora, nos concentraremos en liberar el corazón y los hombros, así como en relajar, reequilibrar y restaurar este centro de poder. Esto se basará en lo que ya sabes sobre elevar tu cuerpo desde el *core* superior.

El centro de poder del corazón y los hombros se extiende desde la parte superior de la caja torácica hasta la base del cuello, y eso incluye los hombros, el pecho, las clavículas, la parte superior de la espalda y la zona del corazón.

Muchas personas tenemos rigidez y nudos en los hombros, tanto si se debe a alguna lesión o a una mala postura por el uso de tecnología o por temas de logística como si tiene su origen en un desengaño, resentimiento o bloqueo de energía. Nuestros hombros se congestionan de tanto estar inclinadas delante del ordenador, de aferrarnos a los factores de estrés y de encogernos ante las cosas, por mencionar algunas de las causas más corrientes. Si padecemos tensión crónica en los hombros, nuestra fascia posicionará eficazmente los hombros hacia delante, en *protracción*.

Cuando los hombros están en protracción, el pecho se hunde. Los hombros lo compensan convirtiéndose en lo que yo llamo una «tensión larga». Esto los debilita, los vuelve vulnerables y hace que se queden fijados en la postura de hombros caídos. La fascia y los músculos de los hombros se estiran más de la cuenta para compensar la congestión en el pecho.

Cuando estamos furiosas pegamos los brazos al cuerpo, con lo que conseguimos que se tense toda la zona de los hombros. La mayoría de las personas no nos damos cuenta de que lo hacemos. La ira suele venir del deseo de controlar algo y del sentimiento de que nos han ofendido o menospreciado de alguna manera. Apretar los brazos de este modo es una manifestación física de esta emoción y deseo de controlar. Aunque este sentimiento sea fundado, no queremos que se estanque en nuestro cuerpo y que nos hunda.

Cuando pensamos en partes expresivas de nuestro cuerpo, lo primero que nos viene a la mente son zonas del rostro, como los ojos, el entrecejo o la boca. Yo creo que los hombros son increíblemente expresivos y reveladores. Las diferentes posiciones que adoptamos con ellos pueden revelar distintos estados mentales. Por ejemplo, los hombros levantados indican miedo y su correspondiente ira. Unos hombros caídos revelan sobrecarga por las exigencias de la vida o que se asume más responsabilidad de la que se puede soportar. Los hombros en retracción, es decir, demasiado hacia atrás, indican que retenemos emociones, que arremetemos contra las cosas y que intentamos forzar las situaciones.

Cuando una persona se enfada, siente una fuerte corriente de energía. Parte de la reacción de ira es una descarga de adrenalina, que hace que los ritmos cardíaco y respiratorio se aceleren y que los músculos voluntarios reciban más energía debido al glucógeno liberado por el hígado. Esto se manifiesta como un fuerte sentimiento de expresar la ira a través de las palabras y de la acción. Cuando se reprime la ira, se concentra la energía y queda atrapada en las clavículas, los hombros y el cuello. También se comprimen los ganglios linfáticos y se vuelven perezosos.

El sistema linfático

Yo contemplo el sistema linfático como el medio de eliminación de residuos de nuestro organismo. Es el responsable de eliminar desperdicios y toxinas. En este mundo tan contaminado, el sistema linfático es más importante que nunca. Estamos expuestos a miles de toxinas diariamente, incluidos los productos de limpieza caseros, los productos de belleza, los alimentos procesados, los plásticos, los alimentos que contienen mucha química y otras toxinas medioambientales. Eliminar todo esto es de suma importancia para nuestro sistema inmunitario, para nuestra salud óptima e incluso para adelgazar.

El sistema linfático elimina la inflamación, las toxinas y la energía bloqueada. Los ganglios linfáticos, que son los que sustentan el sistema, se encuentran alrededor de nuestras axilas. Cuando se bloquean, el sistema linfático no puede realizar su trabajo. Hemos de evitar que suceda esto, porque si este sistema se bloquea, todo nuestro cuerpo se bloqueará y estará supeditado a todas esas cosas que queremos eliminar, física y energéticamente. Puesto que las toxinas pueden desempeñar un papel importante en el envejecimiento prematuro o en impedir que perdamos esos kilos de más, este sistema ha de estar limpio, si pretendemos alcanzar la salud óptima. La medicina del movimiento y los alimentos que menciono en este capítulo te ayudarán a conseguirlo.

El corazón, los hombros y la salud holística

En acupuntura, uno de los puntos para la ansiedad se encuentra en este centro de poder, por la zona del esternón. Esta área puede quedarse bloqueada energéticamente debido a emociones, como la envidia, el odio, la amargura, el resentimiento, la ira y la falta de autoestima. Este cúmulo emocional de energía negativa estancada, literalmente, puede cerrar el pecho, hacernos adoptar una postura de derrota y provocarnos depresión, dificultad para respirar profundo, un sentimiento de estrés insoportable e incluso ataques de ansiedad.

Puesto que guardamos tantas emociones en nuestro cuerpo físico, estas pueden acabar enquistándose sin que nos demos cuenta. Unas veces, estas emociones negativas son el resultado de nuestra propia experiencia; otras veces, cargamos con las emociones de los demás, y otras, es una combinación de ambas cosas. Está bien sentir estas emociones, que salgan a la superficie y dejar que se muevan. Cuando llevamos nuestras emociones pesadas por la vida, empezamos a reaccionar a ellas, y esto puede provocar que en nuestras relaciones impere la cabezonería o la venganza.

Ahora bien, esto no implica que no tengamos problemas, suframos desengaños amorosos o traiciones, o sintamos algún tipo de resentimiento. ¡Por supuesto que sí! Eso forma parte de la experiencia humana. Si nunca experimentáramos alguno de estos aspectos oscuros, esto probablemente indicaría que tenemos un problema mucho más grande, el de no ser capaces de conectar con los demás. Eso tampoco es lo que queremos. Pero lo que *sí* queremos es encontrar un mecanismo que nos ayude a afrontar y a liberar estas emociones difíciles cuando aparecen, en lugar de aferrarnos a ellas hasta el extremo de no ser capaces de conectar en absoluto.

Para sanar, primero hemos de poder sentir las emociones, hacerlas circular por nuestro cuerpo, aprender de ellas y, por último, dejarlas ir. Hemos de practicar esto regularmente.

Todos tenemos nuestras historias. La próxima vez que salgas a la calle, prueba a fijarte en personas que tengan los hombros caídos y estén encorvadas por el peso de afrontar un desengaño. Entonces, intenta identificar las que tienen el corazón abierto y son optimistas, y tienen los hombros relajados. No hace falta mucha intuición para identificar estas cualidades, pues se basa en el lenguaje corporal y en la respiración. Estoy segura de que no te costará demasiado.

Yo utilizo esta habilidad en mi práctica diaria y me revela muchos datos sobre mis clientas. Entonces, puedo usar la información que he deducido de mi observación, para indicarles algunos cambios sencillos que pueden tener una gran repercusión en su vida. Puede ser algo tan simple como decirles: «Tienes aspecto de sentirte un poco derrotada. ¿Tienes algún problema grave en estos momentos?». Normalmente, cuando la clienta lo expresa en voz alta, se permite sentir la emoción; esto le resta fuerza a la situación y al efecto que tiene en su estado físico, mental y emocional. Nuestro cuerpo cuenta la historia de nuestra vida. Cuando nos damos cuenta de las formas en que nuestro cuerpo está compensando su desalineación, rigidez y malestar, y estamos en sintonía con nuestra propia energía emocional reprimida, tenemos el poder de librarnos de ella en una décima de segundo.

Cuando acumulamos sentimientos negativos a raíz de nuestras interacciones —o por la falta de ellas—, nos comportamos de manera distinta. El peso de este aislamiento nos hunde. Nos encorvamos, la cabeza sobresale hacia delante, el pecho se hunde, las clavículas giran hacia abajo y la gravedad nos comprime. Puede que también carguemos demasiado peso hacia delante, sobre los dedos de los pies, o que caminemos con los hombros pegados a las orejas. Ambas posturas dificultan que nos sintamos conectadas a la tierra.

No solo estamos soportando más peso del que nos corresponde, sino que también sentimos que no tenemos una buena base. Puesto que la conexión torácico-lumbar reside en la base de los omóplatos, todo lo que afecte a los hombros afecta a la cabeza. Esto significa que lo que experimentamos en el corazón y en los hombros afecta, literalmente, tanto a la parte inferior como superior de nuestro cuerpo, desde la punta de nuestros pies hasta la coronilla.

El chakra del corazón

El chakra del corazón se encuentra en la zona del pecho y de los hombros; se asocia con el color verde y el elemento aire. Cuando este chakra está sano, la energía puede entrar y salir con facilidad, como lo hace el aire. Este chakra se superpone a la glándula timo, que regula el sistema inmunitario. Caroline Myss, en su libro *Anatomía del espíritu*, explica: «Es innegable que existe un fuerte vínculo entre el estrés emocional y el físico, y ciertas enfermedades. Esta conexión está bien documentada, por ejemplo, con respecto a las enfermedades del corazón y la hipertensión, y la denominada personalidad del tipo A. No obstante, mis reflexiones sobre este tema me han demostrado que los factores de estrés emocional *y espiritual,* y los malestares, son el origen de *todas* las enfermedades físicas».

El chakra del corazón está implicado en asuntos de perdón y aceptación. Esto es igualmente importante en nuestras relaciones con los demás y con nosotras mismas. Para ejercitar ambas cualidades hemos de conectar con la compasión. El chakra del corazón nos ofrece la posibilidad de hacerlo, de conectar con nosotras mismas, con nuestros seres queridos y con el mundo, con una actitud compasiva.

Como suele suceder con los hombros, cuando nuestro chakra está abierto, nos sentimos más conectadas y satisfechas. Somos capaces de participar en un saludable intercambio de energía en nuestras relaciones. Tal vez hayas notado que cuando estás afrontando un desengaño amoroso, subconscientemente, retienes emociones. Se trata de una función de protección, pero impide que se produzca cualquier intercambio de energía. Cuando nos encontramos en este estado, no podemos dar o recibir de una manera equilibrada, saludable y satisfactoria. Nos bloqueamos.

Cuando encontramos el equilibrio en nuestro corazón, nos es mucho más fácil ver y sentir la belleza en todas las cosas. Podemos crear relaciones profundas y significativas que nos ofrezcan libertad, en vez de ataduras. Podemos conectar y relacionarnos, dar y recibir. También nos permite practicar el amor, la gratitud y la aceptación en todo lo que hacemos. No me refiero solo al amor romántico, sino al amor en general, en todas sus gloriosas formas, grandes y pequeñas.

Cuando el chakra del corazón está bloqueado o en desequilibrio, puede albergar emociones como los celos, la codependencia o la desvinculación. Trasladamos la negatividad que hemos adquirido en situaciones del pasado a las relaciones y contactos nuevos. Cuando logramos el equilibrio en el corazón, podemos ver con claridad a las personas y experiencias, y tratarlas con compasión, con amor y —lo que es igualmente importante— con discernimiento.

La conexión corazón, hombros y suelo pélvico

¿Recuerdas la historia que te he contado de la mujer que conocí en una cena, que consiguió relajar los hombros al momento, liberando estrés, a través del suelo pélvico, con un ejercicio de Kegel? Esto es porque los hombros y la mandíbula son un espejo del suelo pélvico. Nueve de cada diez veces, cuando el suelo pélvico se relaja y se libera del estrés, lo mismo les sucede a los hombros. Y ocurre asimismo a la inversa: cuando aflojas los hombros, también liberas mucha tensión del suelo pélvico.

Debido a la rigidez del suelo pélvico, muchas personas han desarrollado el hábito inconsciente de elevar los hombros cuando están de pie, a veces hasta las orejas. Esto es una respuesta biológica natural de miedo y de protección, que hemos heredado de nuestros antepasados cazadores y recolectores. La diferencia está en que ellos se liberaban espontáneamente de esta postura cuando pasaba el peligro. Cuando los elevamos hacia las orejas, los hombros giran hacia dentro y hacia delante; esto tiene un efecto directo sobre la zona de los hombros y del pecho. La fuerza de la gravedad, que tira incesantemente hacia delante, hace que el corazón se hunda y genera nudos en los omóplatos. La energía del corazón y de los hombros deja de circular libremente y empieza a estancarse. Aparte de esta manifestación física, en el plano energético, esto se traduce en que las emociones quedan alojadas en el área del corazón. Cuando sucede esto, podemos quedarnos bloqueadas: la energía no puede ni entrar ni salir. De esta manera, también acumulamos estrés y emociones en estos tejidos. En la actualidad, podemos permanecer en este estado de un modo casi indefinido; nuestro cuerpo se tensa, especialmente en el siempre maleable tejido conjuntivo. Nuestra postura física envía constantemente el mensaje a nuestro sistema nervioso de que estamos en peligro o en modo supervivencia. Para aumentar de estatura, hemos de apoyar bien los pies en el suelo y levantar elegantemente la cabeza y la columna, manteniendo los hombros bajos y relajados.

    Muchas personas intentan librarse de esta sensación de opresión en el pecho o en los hombros practicando el movimiento opuesto a esta postura encorvada hacia arriba. Intentan corregirla bajando los hombros y manteniéndolos así en tensión. (Aquellos con el tipo A tienen una tendencia especial a realizar este movimiento. Es una versión de intentar «salirse con la suya» en todas las situaciones, incluida la de estrés. Es evidente que es contraproducente). Esto se debe a que esta postura tampoco es natural, el resultado es otra forma más de bloqueo y de postura forzada, y también crea una tensión no deseada. Puedes hacer movimientos de rotación de hombros y relajarte con agradables masajes, pero hasta que no aprendas a desbloquear el suelo pélvico y a calmar el sistema nervioso, jamás podrás manejar la tensión profunda que acumulan tus hombros. Seguirás reteniendo el estrés, la tensión y las cicatrices emocionales que has interiorizado allí.

Hemos de encontrar el equilibrio para aliviar el estrés que se asienta en el suelo pélvico y que llega hasta el cuello. Practica, al menos una vez al día, la liberación de tu suelo pélvico y sé muy consciente de la reacción de tus hombros. (Ver la página 67 para las instrucciones sobre relajar el suelo pélvico).

La conexión del estrés con los hombros y el corazón

Aunque el estrés y el peso emocional que cargamos sobre nuestros hombros sean simbólicos, a nuestro cuerpo le parece muy real y nos afecta de un modo tangible y cuantificable. Existen dos tipos de estrés: la presión de nuestra vida diaria, con las listas de cosas pendientes, y los traumas más profundos —a menudo sin resolver— de estrés emocional y sentimientos reprimidos. Ambos recaen sobre nosotras.

Vivimos con una actitud de estar siempre «vamos, vamos, vamos», sin detenernos a observar nuestros sentimientos. Incluso cuando no estamos en movimiento, seguimos sin reflexionar sobre nuestra vida; por el contrario, nos dedicamos a revisar el móvil o las redes sociales o a pensar qué vamos a hacer a continuación o qué teníamos que haber hecho de otro modo. Si bien es cierto que estamos muy ocupadas, también tendemos a ejercer mucha presión sobre nosotras mismas, como si nos molestara nuestra propia ajetreada vida. Cuando estamos bajo presión, no podemos concentrarnos y somos menos eficientes. Esto todavía genera más estrés.

El estrés y la presión no desaparecen, así que hemos de desarrollar una actitud en la que cada una de nosotras sea capaz de responsabilizarse de gestionar activamente el efecto que tienen sobre nuestra propia vida. Hemos de empezar a convertir nuestra salud, tiempo, relaciones y a nosotras mismas en una prioridad. Hemos de expandir nuestra mente, pensamientos y sistema de creencias, a fin de no sucumbir ante una vida demasiado conectada y activa. Las circunstancias siempre fluctuarán; por consiguiente, es esencial que nos entrenemos para tomarnos nuestros respiros, estar presentes y ser conscientes del aquí y ahora. Aprender a crear esos momentos de concentración puede ayudarnos extraordinariamente a cambiar nuestras reacciones y a relajarnos en la vida.

El estrés emocional puede producirse de diversas formas, pero, cuando afecta a esta área del cuerpo, suele deberse al resentimiento, la frustración, el miedo y los celos. Aferrarnos a estas emociones causa tensión, enfermedad y malestar.

Aunque muchas de nosotras no poseamos la habilidad innata de detectar el estado de nuestro suelo pélvico, *core* profundo o diafragma, sin tener algo de práctica, casi todas nos damos cuenta de cuándo tenemos tensión y estrés en los hombros. Lo bueno es que cuando nos damos cuenta, ¡podemos resolverlo tratando las causas subyacentes! Como reflexionar sobre nuestra vida y evaluar nuestros principales factores de estrés o hacer el trabajo físico y mental de cuidar los distintos receptores de estrés de nuestro cuerpo. Cuando entendamos esto, podremos organizarnos mejor y tener menos ajetreo, para disfrutar y fluir elegantemente en nuestra vida.

En lo que respecta al estrés en esta zona del cuerpo, hemos de hacer una pausa siempre que nos percatemos de él y elegir aprovechar nuestra valiosa energía, en vez de responder agarrotándonos, que lo único que hace es agotarla. Podemos conseguir que este estrés trabaje a nuestro favor aprendiendo a adaptarlo y a canalizarlo como exaltación y motivación. Podemos recordar que no estamos en una situación de vida o muerte, y prescindir de nuestra reacción de supervivencia. Podemos echar un vistazo con serenidad a nuestras circunstancias, reordenar las prioridades, responsabilizarnos de las decisiones que tomamos respecto a nuestro tiempo, cambiar a una actitud de gratitud y liberar los residuos de resentimiento para que no se incremente.

> **LA HIGIENE DEL ESTRÉS DE LOS HOMBROS Y DEL CORAZÓN**
>
> Empieza a construir nuevos hábitos no reactivos al estrés, probando este sencillo ejercicio para contrarrestarlo, la próxima vez que te des cuenta de que estás acumulando tensión.
> Siente los pies bien apoyados sobre la tierra y deja los brazos colgando. Imagina que tienes mancuernas de cinco kilos en los codos, así que tu cuello no sostiene el peso de tus hombros. Deja que los omóplatos se relajen y bajen suavemente. Inspira levantando los omóplatos hacia las orejas; espira bajando los hombros. Repite diez veces este movimiento acompañado de la respiración. Termina sacudiendo los brazos para liberar la tensión restante en la zona superior de estos y concéntrate en algo por lo que estés agradecida.

Medicina del movimiento para el corazón y los hombros

Date un abrazo

Túmbate sobre la esterilla bocarriba y colócate el balón en la parte superior de los omóplatos, de modo que te sirva de soporte para el cuello, en la base del cráneo. Espira cruzando los brazos por encima del pecho, dándote un abrazo y tocándote los omóplatos con los dedos. Inspira bajando los brazos extendiéndolos sobre el suelo con las palmas hacia arriba, dejando que se expanda el pecho. Espira y vuelve a cruzar los brazos, esta vez cruzando el otro brazo por encima. Llega a los omóplatos con los dedos y masajéate la zona media alta de la espalda para crear espacio en el pecho. Repite este ejercicio ocho veces.

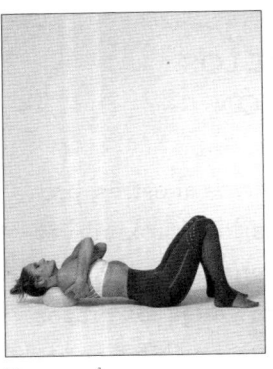 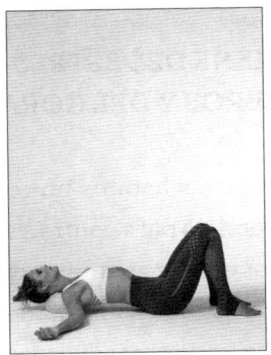 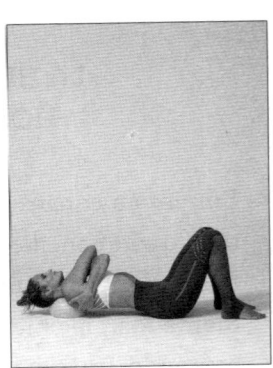

Date un abrazo

Rodar sobre el hombro frontalmente

Túmbate sobre la esterilla bocabajo y colócate el balón debajo del hombro izquierdo. Extiende el brazo izquierdo lateralmente. Flexiona el brazo derecho y apoya la mano en el suelo, de modo que el codo quede orientado hacia fuera. El dedo pulgar de la mano derecha deberá estar en línea con la axila y el resto de los dedos mirando hacia delante. Al inspirar, haz presión sobre la mano derecha y gira la cabeza y el tórax hacia la derecha; el brazo izquierdo se estirará hacia la izquierda para abrir el hombro izquierdo. Vuelve al centro inspirando de nuevo. Repite este ejercicio ocho veces con cada lado.

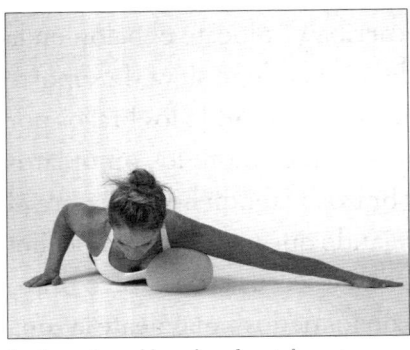 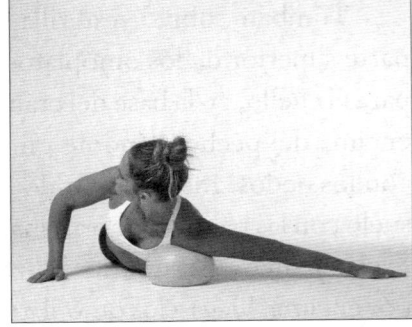

Rodar sobre el hombro frontalmente

Alineación del manguito rotador

Túmbate bocabajo y coloca el balón debajo de la cara anterior del hombro izquierdo. Apoya el antebrazo derecho sobre la esterilla y reposa la frente sobre la mano derecha. Gira el brazo izquierdo hacia atrás y coloca la punta de la mano izquierda sobre la zona lumbar. Deja que el codo izquierdo se acomode en esta posición y que baje un poco hacia el suelo. Con la punta de la mano izquierda en la zona lumbar, inspira levantando el codo. Espira deslizando suavemente el codo hacia abajo acercándolo todo lo posible al suelo. Repite este ejercicio ocho veces con cada lado.

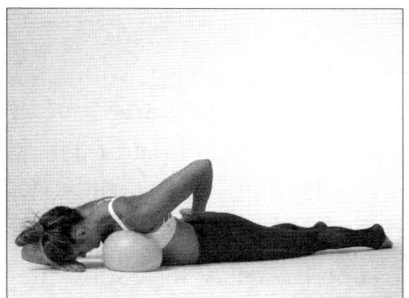 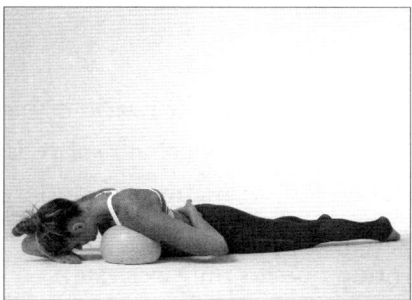

Alineación del manguito rotador

Brazo en posición ala de avión

Túmbate bocabajo y coloca el balón debajo de la cara anterior del hombro izquierdo. Apoya la palma de la mano derecha en el suelo, con el pulgar en línea con el hombro derecho y el codo flexionado. Estira el brazo izquierdo hacia abajo, en dirección al dedo meñique del pie, con la palma hacia arriba. Relaja la parte superior de los hombros. Inspira levantando el brazo izquierdo lateralmente hasta que quede en línea con los hombros. Espira volviendo a bajar el brazo en dirección a la cadera. Repite este ejercicio ocho veces con cada lado.

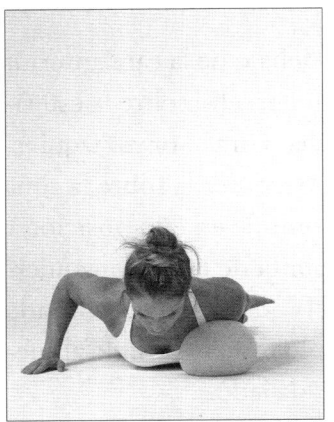
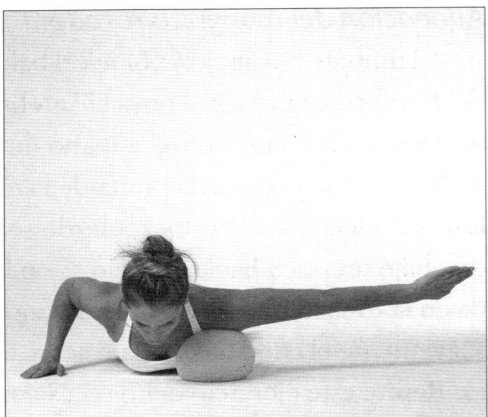

Brazo en posición ala de avión

Desbloqueo del corazón con el estiramiento del cisne

Túmbate bocabajo sobre la esterilla y coloca el balón debajo del esternón; mantén las caderas apoyadas sobre la esterilla y las piernas estiradas. Apoya las palmas de las manos en el suelo, de modo que los pulgares estén en línea con las axilas; los codos quedarán mirando hacia atrás. Al inspirar, levanta el tronco arqueando la columna hacia atrás y abriendo el pecho. Al espirar, baja el tronco y deja que el balón ruede hasta la zona del pecho y el corazón. Repite este ejercicio ocho veces.

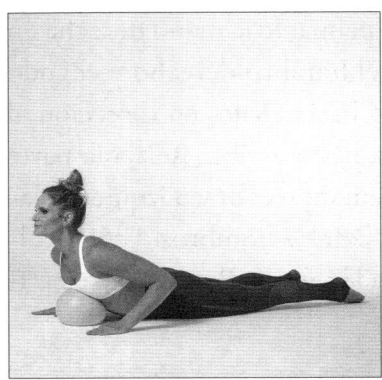
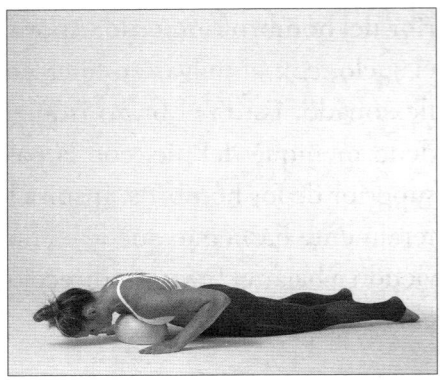

Desbloqueo del corazón con el estiramiento del cisne

Arco de apertura del corazón

Túmbate bocabajo sobre la esterilla y coloca el balón debajo del esternón. Flexiona las piernas, estira los brazos hacia atrás y sujeta la parte superior de los pies con las manos. Inspira levantando el pecho y tensa el arco tirando de las manos con los pies, trabajando los isquiotibiales. Espirando, regresa a la postura inicial. Suelta las manos y las piernas, para que reposen sobre el suelo. Inspirando, ve a buscar el pie derecho con la mano derecha. Espirando, ve a buscar el pie izquierdo con la mano izquierda. Con ambos pies sujetos de nuevo, expande plenamente la zona del pecho y de los hombros. Repite este ejercicio ocho veces.

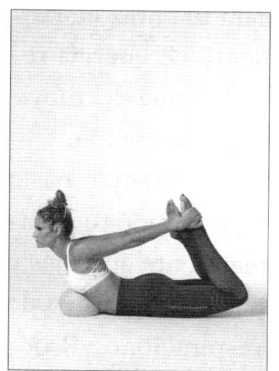 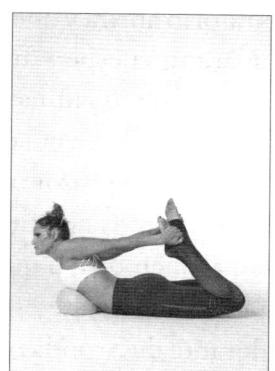 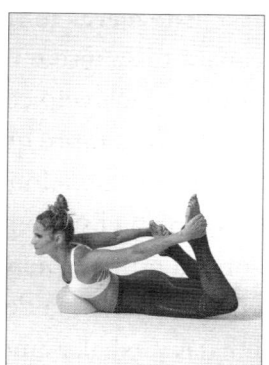

Arco de apertura del corazón

Masaje pectoral con balanceo

Túmbate bocabajo sobre la esterilla y coloca el balón delante de la cara anterior del hombro izquierdo, debajo de la clavícula. Flexiona los codos hacia el costado y apoya las palmas de las manos en el suelo. Inspira balanceando el cuerpo hacia la derecha, masajeándote el hombro izquierdo con el balón. Espira y quédate en el centro del pecho. Coloca el balón en el otro hombro y repite este ejercicio ocho veces con cada lado.

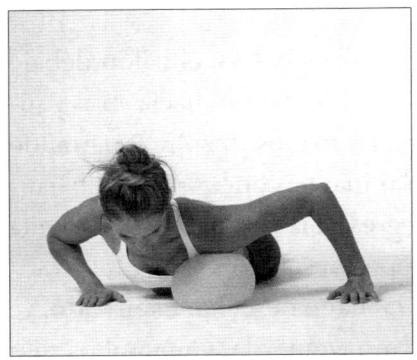 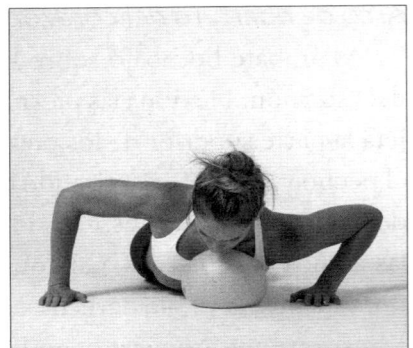

Masaje pectoral con balanceo

Respiración para el corazón

Este ejercicio respiratorio abrirá y ablandará tu corazón, oxigenará tu sangre e inundará tu cuerpo y tu mente de energía renovada. Inclúyelo como parte de tu rutina de medicina del movimiento o siempre que tu corazón necesite energía y atención.

Presta atención a la zona del corazón. Inspira contando hasta seis, libera el suelo pélvico y siente la gratitud que invade tu corazón. Al espirar, piensa en alguien o algo que realmente aprecies y envíale la energía de tu corazón. Repite este patrón expansivo de inhalar y exhalar amor durante diez rondas de respiraciones. Prueba a hacerlo mientras estás en un atasco de tráfico o fregando los platos, y siente el cambio.

Sana y equilibra tu corazón y tus hombros

Toma una dosis de aire fresco

Al corazón le encanta el aire. Haz que fluya la energía del corazón y vive el momento presente tomando una revitalizadora bocanada de aire fresco. Esto puede ser saliendo a la calle o simplemente abriendo las ventanas de tu casa y dejando que entre el aire. Permanece atenta y conectada, concédete la *experiencia* de absorber oxígeno cargado de nutrientes, observa su olor y qué sensación te produce cuando roza tu piel.

Convierte el perdón en una práctica...

Muchas veces pensamos que el perdón es algo que requiere acción, concretamente *interacción*. Sin embargo, ese no es el caso para los asuntos pendientes que tenemos con personas que ya no están, con quienes ya no nos relacionamos o con quienes una conversación sobre el tema sería inviable por las razones que sean. Lo que importa que recuerdes es que perdonar es soltar la carga de la ira, el sufrimiento, la frustración, el miedo u otras emociones negativas. Al fin y al cabo, el perdón es cosa tuya, y puedes empezar *ahora mismo*. No es necesario seguir manteniendo el resentimiento ni un solo segundo más; de hecho, solo te perjudica a ti y no cambia la situación lo más mínimo.

Siempre hablamos de cultivar la gratitud. Esto es importante, pero ¿qué hay del perdón? Es igualmente importante, si no más. Convierte el perdón en una práctica, no solo para los demás, sino para ti misma.

Escribe en tu diario tres situaciones que despierten tu resentimiento y de las que no puedes deshacerte. Piensa en qué puedes hacer para resolver esos sentimientos: ¿qué podría restarle parte del poder que tiene sobre ti la causa del conflicto? Como es natural, piensa en qué resolución podrías tomar para remediarlo y escríbela. Luego, de nuevo por escrito, indaga cómo te sentirías si dejaras ir ese dolor, y avanzarás un paso más en tu sanación, incluso puedes convertir tu dolor en tu propósito.

... y también pasa a un estado de gratitud

Con el corazón limpio de resentimiento, hay espacio para el perdón. Ahora podemos practicar la gratitud con más fuerza que nunca.

Es evidente que podemos incorporar la gratitud como práctica de muchas formas; haz lo que más te atraiga. A mí me gusta realizar este sencillo ritual: a la hora de cenar, todas las noches, todas las personas que se sientan a la mesa comparten tres razones por las que se sienten agradecidas. El truco está en no repetir nada.

Pronto descubrirás que esta aparentemente pequeña práctica de gratitud te permite ver el mundo y conectar con él bajo una nueva perspectiva. Consciente o subconscientemente, cada día intentarás encontrar tres razones para estar agradecida. Esto te ayudará a poner los pies en el suelo y a que seas más consciente de todo aquello por lo que puedes dar gracias. No tardarás en descubrir que no es fácil limitar la lista a tres razones y objetos de gratitud al día, y te darás cuenta de tus bendiciones.

Aprende a amar incondicionalmente: empieza por ti

Adquiere el hábito de ser específicamente consciente y responsable de tus propios sentimientos. Puedes comenzar con pequeñas acciones que dan grandes resultados. Di no a las cosas con las que no te sientas cómoda o que no te parezcan bien. Pide aquello que deseas. Yo suelo decir: «La respuesta siempre es no, a menos que preguntes». Establece límites en tu vida personal y profesional. Mantenlos, aunque al principio te cueste. Eso está bien. A medida que vas practicando, se va volviendo más fácil, hasta que se convierte en algo natural.

Cuanto más cuidas tu corazón, más se abre a dar y a recibir amor, más consciente eres de él y de sus necesidades, más sincera serás con los demás y más podrás enamorarte de ti y de tu vida.

Crea a la pareja de tus sueños

Cuando hablamos del corazón, pensamos en el amor. Y cuando pensamos en el amor, lo primero que se nos viene a la cabeza es el amor romántico. Aunque las relaciones románticas distan mucho de ser el único tipo de amor que puede albergar el corazón, son algo que deseamos la mayoría de nosotras.

Sé consciente de a quién atraes a tu vida y a tu corazón. Escribe cualidades superespecíficas que quieres encontrar en tu pareja ideal. No es un cuento de hadas. Se trata de conectar con tu verdadero yo y con lo que desea tu ser interior, en vez de hacer por defecto lo que otras personas creen que necesitas o imitar lo que ves en los medios o en Instagram. Aquí se trata de tu verdadero yo, y para conectar con él, primero tienes que definirlo. Se trata de responsabilidad y compatibilidad, y de integrar tu mente y tus pensamientos en tus emociones y sentimientos. En este ejercicio aprenderás a hacer coincidir tus intenciones con tus acciones y a ser la pareja con la que quieres estar.

No te autolimites, deja que tus deseos más auténticos y profundos salgan a la superficie. A veces, es más difícil de lo que parece identificar y sentir verdaderamente estas cualidades. Concéntrate en los rasgos de la personalidad que necesitas en una pareja, más que en su aspecto físico, que cambia muy rápidamente. Cuando escribí mi lista, algunos de los adjetivos que usé fueron: *leal*, *cariñoso*, *espiritual*, *familiar*, *fuerte*, *con sentido del humor*, *mente abierta*, *atlético*, *aventurero*, *sincero*, *digno de confianza*, *fiable*, *carismático*, *amable*, *apasionado*, *viajero* y *mañoso*.

Dedícale un tiempo ahora, y luego sigue añadiendo cualidades a la lista, a medida que se te vayan ocurriendo. Da la oportunidad de manifestarse a tus deseos subconscientes. Es un ejercicio de confiar en ti misma, en tu instinto y en tu intuición sobre el camino que está destinado para ti. Al hacer esto plantas una semilla y envías un mensaje al campo cuántico. Una vez has terminado, guardas la lista en un cajón, consciente de que es tuya, pero sin aferrarte a ella.

Me atrevería a decir que la próxima vez que la revises, te sorprenderás al comprobar lo cerca que estás —tal vez delante de tus propias narices— de la pareja de tus sueños.

> ### DATE EL BAÑO DE LA DIOSA DEL AMOR
>
> Esta relajante y depurativa mezcla puede ser especialmente agradable cuando tienes inflamación o necesitas calmar tu piel e hidratarla. Saldrás de este baño sintiéndote y pareciendo la diosa que eres.
> Para prepararlo, echa a partes iguales hasta seis cucharadas de cada una de las siguientes plantas y minerales en una bolsa de muselina que se cierre con cordones o en una estameña de doble capa (cuando lo hayas probado una vez, puedes variar las cantidades de cada ingrediente a tu gusto):
>
> Caléndula
> Lavanda
> Sal de cloruro de magnesio
> Copos de avena
> Pétalos de rosa
>
> *Cuelga la bolsa del grifo y abre el agua caliente. A medida que se llena la bañera, el agua irá corriendo por las hierbas, haciendo una infusión con su poder curativo.*

Mantra y visualización para los hombros

Estoy a salvo siendo vulnerable y me permito dar y recibir amor sin esfuerzo e incondicionalmente.

Siéntate cómodamente sobre un cojín, rodillo o balón blando, con las piernas cruzadas, y relaja las caderas. Lleva tu atención al suelo pélvico, acomódate bien en la postura, siente ligereza y espacio. Encuentra un lugar donde puedas relajarte y dejarte llevar.

En nuestra vida cotidiana, los hombros suelen levantarse hacia las orejas, tanto si se debe a que nos encorvamos como a que estamos demasiado tiempo sentadas o muy ocupadas o al estrés de la vida. Este patrón de contracción constante dificulta que podamos eliminar la tensión y compresión que hemos acumulado.

Todo esto empieza en el sistema nervioso y en nuestra forma de reaccionar y responder a la vida. Al conectar el suelo pélvico con la zona de los hombros, adquirimos la capacidad de dejar ir y de darle al interruptor para desconectarnos del estrés. Esto viene acompañado de una sensación de alivio, calma y gracia. Vamos a usar el suelo pélvico para relajar los hombros.

Siente que los omóplatos se relajan tranquilamente hacia atrás. No lo fuerces, solo siéntelo. Siente que se abre tu corazón y el espacio intervertebral. Observa con qué facilidad estás sentada en la gravedad: cuando permites que los isquiones actúen como el pilar de la columna, sientes que te sostienes sin tener que mantenerte erguida desde los hombros. Mientras observas este sostén y estabilidad, relájalos todavía más. Imagina que tienes unas mancuernas de cinco kilos en los codos, y sientes que estos se relajan con el peso. Observa el espacio que se crea entre las orejas y los hombros.

Vuelve a concentrarte en el suelo pélvico. Contráelo, siente que se eleva y se introduce en tu cuerpo, como si estuvieras tirando de un capullo de rosa con una ventosa. Ahora, siente el contraste, al dejar que el suelo pélvico se abra y expanda, abriéndose como una flor. Utiliza estas sensaciones de contraste para empezar a conectar con la idea de dejar ir. Al repetir estos movimientos de contracción y expansión, observarás que el suelo pélvico influye en el *core* profundo y en el pecho.

Traslada tu atención a la zona del corazón. Observa si estás reprimiendo alguna emoción: resentimiento, miedo, celos o ansiedad. Observa la emoción, no importa cuál sea, reconócela, y luego, imagina que la soplas y se dispersa por el cielo. Suéltala. Al espirar, siente como te aflojas. Observa si tienes la sensación de hombros pesados. Completa este ejercicio observando la emoción o situación que se aloja en esta zona, reconócela y sóplala.

Imagina el espacio que has creado para amarte a ti misma, y recibir y dar amor, con mayor profundidad. Siente que en tu corazón brilla una luz blanca. Piensa en las personas que amas. Dirige esa luz directamente a sus corazones. Siente que te devuelven ese amor. Observa como te relaja y alivia tu ansiedad, miedo y depresión, como te permite conectar con el conocimiento más profundo sobre ti misma.

Con la suavidad viene la fuerza y el poder: el hermoso y elegante poder de la apertura y del *flow*, y el poder de la conexión y el amor. El amor es el superpoder más grande de este mundo. El amor es luz. Ilumina la oscuridad.

Inspira llenando los pulmones. Espira liberándolo todo, a la vez que tus hombros se relajan.

Activa tu superpoder del amor a través del corazón y de los hombros

Cuando tus hombros y tu pecho están en tensión, pueden bloquear tu energía. Cuando sucede esto, nos es más difícil dar y recibir amor, así de simple. Lo bueno no puede entrar y lo malo no puede salir.

Una situación bastante habitual es la siguiente: alguien aguanta conductas ofensivas hacia su persona en una relación, pero no expresa sus sentimientos. Puesto que no elimina esa energía expresando sus sentimientos, esa emoción queda reprimida en su cuerpo. Recuerda que a los ganglios les encanta eliminar, esa es su función. Cuando no sucede esto, se producen los bloqueos. En este caso, el bloqueo es el resultado del resentimiento estancado.

La mayoría de las personas tenemos la tendencia a apretar los brazos contra el cuerpo y dejarlos agarrotados en esa posición o tirar de ellos hacia abajo, ya sea por frustración o como mecanismo de defensa. De modo que vemos la acción de aferrarnos al resentimiento, en la zona alta del pecho, en lugar de liberarnos de él.

El resentimiento reprimido también abarca los senos. No es por casualidad que el cáncer de mama sea una de las principales enfermedades que padecemos las mujeres en Occidente. Puesto que mi madre murió de cáncer de mama, trabajar esta zona es especialmente familiar y entrañable para mí. Me viene la imagen de la mujer mártir arquetípica, que carga con todo el peso de sus seres queridos sobre sus hombros y que siempre se relega a sí misma en último lugar. Está tan sobrecargada con todo esto que acaba encorvándose y cerrando su corazón. Como cuidadoras natas, a bastantes mujeres les cuesta mucho recibir. En muchos sentidos, esto es el resultado de una actitud generosa y empática. No obstante, actuar de ese modo a expensas de nosotras mismas puede llegar a ser perjudicial, no solo emocional, sino también físicamente. En su forma más extrema, esta conducta se puede llegar a manifestar como cáncer de mama que, curiosamente, se encuentra en el centro del corazón. Afortunadamente, tenemos la facultad de cambiar nuestra atención y dirigirla hacia nosotras, de formas saludables que pueden ayudar a prevenir y a sanar.

Ahora visualicemos una imagen distinta. Piensa en el peso de los demás que cargas en tu vida. Observa si sientes la carga sobre tus hombros. ¿Los notas bloqueados o como si los tuvieras inmovilizados? Ahora, imagina que puedes liberarte de ese peso, mientras sigues viviendo en el amor, la compasión y el perdón. Imagina qué supondría eso en la práctica. ¿Notas algún ligero cambio y los hombros más relajados? ¿Te sientes más ligera solo por pensar en cómo sería tu vida si tu cuerpo tuviera siempre esta energía, y vivieras y actuaras siempre con ella?

Es la combinación de estas cualidades de amor, compasión y perdón lo que evita que el resentimiento se quede estancado y se enquiste. Con frecuencia, especialmente en las mujeres, esa sensación de cierre y de peso sobre los hombros provoca un sentimiento de desconexión, de los demás y de nosotras mismas. Cuando nos reservamos tiempo para nosotras y nos liberamos del resentimiento y de la carga que este supone, creamos más espacio para que se expanda nuestro corazón, física y emocionalmente.

Para conectar verdaderamente con los demás, hemos de elegir vivir en un estado de amor y de conexión con todos los seres. Además, no solo hemos de elegir dar amor, sino recibirlo, el de los demás y el nuestro. A veces, damos tanto que nos volvemos incapaces de recibir. Por el contrario, lo que hacemos es cerrarnos a todo. Al ser conscientes de ello y sanar esta parte de nuestro cuerpo, aprendemos a abrirnos y a conectar de una manera fluida, que no deja residuos de estancamiento y bloqueo.

El mejor regalo que podemos ofrecerle al mundo es amarnos a nosotras mismas, amar a nuestra familia, practicar la gratitud y vivir el presente.

TERAPIAS ALTERNATIVAS PARA EL CORAZÓN Y LOS HOMBROS

Aromaterapia

Jazmín

El jazmín, cálido, rico, floral y dulce, en muchas tradiciones espirituales, simboliza la esperanza, la felicidad y el amor. Algunas personas piensan que cuando este aroma se rocía o aplica tópicamente, estimula el optimismo. En el área del corazón, el jazmín es especialmente curativo, en lo que respecta a las relaciones y a las heridas que estas puedan producir. Su inspiradora fragancia abre el chakra del corazón al amor y a la compasión.

Palo santo
El palo santo es un tipo de árbol que los indígenas andinos usan desde hace siglos para la purificación espiritual y las limpiezas energéticas. Suele comercializarse en forma de varita que se quema, como el incienso.
El palo santo limpia la energía negativa y restaura la tranquilidad y la calma en nuestro cuerpo y nuestro entorno. Invita a enamorarse, a la creatividad y a la buena suerte. Su aroma produce alegría, claridad mental y concentración, y reduce el estrés.

Gemoterapia
Todas estas gemas te ayudarán a crear espacio, tanto para dar como para recibir más amor. También se conocen por sus propiedades de aliviar y liberar el resentimiento.

* **Esmeralda:** favorece la unidad, el amor incondicional y las asociaciones, y abre el corazón.
* **Jade**: armoniza el corazón, libera las emociones y representa la pureza y la serenidad.
* **Cuarzo rosa:** atrae el amor, fomenta el amor incondicional y el espacio infinito, purifica y abre el corazón.

Para sanar tu corazón elige la gema que más te atraiga y colócatela en el centro del pecho. Mientras la tienes ahí, medita, relájate o visualiza el resultado que esperas conseguir. Para un baño más potente de buenas vibraciones, también puedes llevarla en tu bolso o en el bolsillo, engarzarla en una joya o colocarla en tu casa o en el coche.

Infusión

La albahaca sagrada o *tulsi* es la planta medicinal más sagrada de la India. Tomarla en infusión aporta mucho magnesio, que ayuda a prevenir las enfermedades del corazón, porque favorece el buen funcionamiento de los vasos sanguíneos. Mejora la circulación sanguínea e incluye antioxidantes que protegen el corazón del deterioro ocasionado por los radicales libres. Tomar infusión de *tulsi* regularmente puede bajar el nivel de colesterol y reducir la hipertensión.

Por si esto fuera poco, también ayuda a mantener unos niveles normales de cortisol, lo cual implica menos estrés. Además retrasa los signos del envejecimiento y deja la piel bella y sana. Una taza de infusión de *tulsi* al día hará que te sientas de maravilla y mejorará tu aspecto. A mí me encanta la marca Organic India Tulsi Tea Original, que puedes comprar en Amazon.

Nutre tu corazón y tus hombros

Plantas para el corazón y los hombros: gardenia

A la gardenia se la conoce como la «planta de la felicidad». Se cree que esta flor atraerá el amor a tu vida. No solo eso, sino que su deliciosa fragancia es muy relajante para el corazón. Pon una gardenia fresca en un bol pequeño con agua y embriágate con su aroma curativo para el corazón.

Minerales para el corazón y los hombros: chocolate negro

¡Es muy conveniente para el centro del corazón que consigamos nuestros minerales a través del... chocolate! Del chocolate negro, para ser exactas. Los expertos han descubierto que el chocolate es bueno para el corazón, la circulación y el cerebro. El chocolate negro contiene muchos minerales con propiedades para la salud, como el potasio, el calcio, el magnesio y el hierro. Hecho con la semilla del árbol del cacao, es una de las mejores fuentes de antioxidantes del planeta. También estimula la secreción de serotonina y endorfinas, alivia el dolor y mejora el estado de ánimo.

¡Pero eso no es todo! Urólogos del hospital San Raffaele de Milán, en Italia, entrevistaron a ciento sesenta y tres mujeres sobre su consumo de chocolate y satisfacción sexual. Gracias a ello descubrieron que las que tomaban chocolate a diario tenían más deseo que las que no lo consumían. ¡Sí, por favor!

ALIMENTOS QUE SANAN EL CORAZÓN Y LOS HOMBROS

* **Verduras**: rúcula, *bok choy*, berza, diente de león, hoja de mostaza, lechuga romana, espinaca y germinados.
* **Ácidos grasos omega 3:** pescado graso (azul) de agua fría como anchoa, arenque, caballa, salmón y sardina.
* **Alimentos de color verde:** aguacate, apio, manzana verde, pimiento verde, kiwi, pera, calabaza, berros y calabacín.

Elixir del amor

½ LITRO

Esta exquisita y bella bebida de tono rosado llenará tu corazón de amor y de pasión. El hibisco es rico en vitamina C y antioxidantes. También regula la presión sanguínea, según la Asociación Estadounidense del Corazón. Se dice que el agua de rosas es buena para el corazón, que invita al amor y a estar más abiertas. Mejora el estado de ánimo y alivia la depresión y el estrés. Pero esto no es todo, también tiene propiedades antiinflamatorias y antioxidantes que mejoran las irritaciones e inflamaciones cutáneas y protegen a las células de su deterioro. ¡Se podría decir que casi procede de la fuente de la juventud!

- ½ litro de agua alcalina filtrada
- 1 taza de flores de hibisco
- 1 taza de frambuesas (frescas o congeladas)
- 1 limón exprimido
- 2 cucharadas de agua de rosas
- 1 ½ cucharaditas de miel cruda (opcional)

Pon el agua a hervir en un cazo pequeño. Echa el hibisco y las frambuesas en una jarra o en un frasco de vidrio grande. Cuando hierva el agua, échala en el frasco y déjalo reposar una hora. Cuela la mezcla con un colador fino. Luego, añádele el limón, el agua de rosas y la miel.

Guarda el elixir restante en la nevera; se conserva hasta una semana.

Tónico de la diosa verde

235 MILILITROS

- 1 manzana verde troceada
- 2 troncos de apio, cortados en trozos de unos 8 cm
- 1 limón exprimido
- ½ manojo de perejil con la ramita

Pon la manzana, el apio, el limón y el perejil en una batidora y bátelo bien hasta que adquiera la consistencia deseada. ¡Disfrútalo!

Caldo vegetal para el corazón

7 litros

Este nutritivo caldo vegetal es una explosión de amor terapéutico para tu corazón y una buena fórmula para relajar tus hombros y abrir tu corazón. Es como consumir todo tu huerto en forma de abrazo. No solo es delicioso, sino que refuerza el sistema inmunitario. El caldo vegetal está cargado de nutrientes esenciales que refuerzan el sistema inmunitario, junto con fuentes integrales de zinc, vitamina B_{12} y calcio. El zinc es un mineral imprescindible para el buen funcionamiento del sistema inmunitario y contribuye a proteger las células de los radicales libres. La vitamina B_{12} ayuda a reducir el cansancio y refuerza el sistema inmunitario.

Si nunca has oído hablar del kombu, es un alga rica en minerales que da sabor a los caldos de huesos y los de carne. Puedes encontrarla en las zonas de productos asiáticos de los supermercados.

- 6 zanahorias sin pelar, cortadas en tres trozos
- 2 cebollas amarillas sin pelar, cortadas a trozos
- 1 puerro, la parte verde y la blanca, cortado en tres trozos
- 1 manojo de apio, incluido el corazón, los troncos cortados en tercios
- 4 patatas sin pelar, cuarteadas
- 2 boniatos sin pelar, cuarteados
- 5 dientes de ajo sin pelar, cortados por la mitad
- ½ manojo de perejil fresco
- 1 tira (20 cm) de alga kombu
- 12 granos de pimienta negra
- 2 hojas de laurel
- 8 litros de agua fría filtrada
- 1 cucharadita de sal marina

Lava bien todas las verduras, incluido el kombu. Utiliza una olla para caldo de doce litros o más grande y echa las zanahorias, las cebollas, el puerro, el apio, las patatas, los boniatos, el ajo, el perejil, el kombu, la pimienta negra y las hojas de laurel. Llena la olla de agua por debajo del borde, tápala y ponla a hervir.

Saca la tapa y baja la temperatura para que se haga a fuego lento, destapada, durante un par de horas. Añade más agua si ves que las verduras empiezan a quedar al descubierto. Hierve el caldo a fuego lento hasta que notes todo el sabor de las verduras.

Cuélalo con un colador grande u échale sal al gusto.

Para guardarlo, déjalo enfriar a temperatura ambiente, antes de meterlo en la nevera o en el congelador. Ponlo en la nevera dentro de un recipiente hermético, donde se conserva de cinco a siete días, o en el congelador, hasta cuatro meses.

CAPÍTULO 7

El centro de poder de la cabeza: el superpoder de la conexión

SIGNOS DE QUE TU CENTRO DE LA CABEZA NECESITA AMOR	
Físicos	
* Encías apretadas. * Entrecejo fruncido y frente arrugada. * Mejillas flácidas. * Bolsas debajo de los ojos u ojos hundidos. * Pitidos en los oídos. * Desconexión del cuerpo.	* Cabeza adelantada. * Boca fruncida. * Cuello corto, rígido o débil. * Dolor de cabeza o migraña habitualmente. * Infecciones sinusales o dolor de garganta frecuentes.
Emocionales	
* Reprimir emociones. * Falta de imaginación. * Desconexión de las emociones. * Creerse mejor que los demás. * Pensamiento obsesivo, dar muchas vueltas a las cosas. * Incapacidad para cumplir las promesas. * Ausencia de sentimiento de conexión con algo superior.	* Dificultad para ver las cosas con claridad. * Autodesprecio. * Sentimiento de estar separado de los demás. * Crítica consigo misma y con los demás. * Incoherencia entre el pensamiento, la palabra y la acción. * Dificultad para comunicar sentimientos.

El desequilibrio de la cabeza en la práctica

Cuando conocí a Bárbara tenía la cabeza adelantada, la mandíbula apretada, el cuello rígido y los hombros caídos. Su fascia era increíblemente quebradiza. Tenía el aspecto de una persona derrotada. Siempre que viene alguien en este estado, suele ser un signo de que está en modo lucha o huida, y que su líquido cefalorraquídeo se encuentra estancado; esto ocasiona trastornos en su sistema nervioso. Al principio, no hablamos de lo que le estaba sucediendo. Solo nos movíamos y la ayudaba a que reconectara con su cuerpo.

Las clientas con el tipo de problemas de cabeza y cuello que tenía Bárbara, normalmente se encuentran en uno de estos dos extremos: o tienen mucho dolor o están totalmente desconectadas y son insensibles. Bárbara era de las del primer caso. Padecía dolor constante. Esa rigidez la estaba afectando, y también padecía migrañas. Le enseñé a tomar conciencia, ejercicios respiratorios y a conectar con su suelo pélvico, para que empezara a reactivar su organismo. Después, comenzamos a usar el balón blando para que movilizara la cabeza y pudiera recuperar una gama de movimiento normal en esa zona, de una manera suave y restauradora. De este modo creamos más espacio y conseguimos que sus tejidos agarrotados se rehidrataran y que sus articulaciones tuvieran más movilidad.

Con el tiempo, su cabeza se alineó y se mantenía por encima de la columna, en vez de proyectarse hacia delante. Se le relajó el rostro y también se suavizaron sus arrugas; fue un efecto casi de bótox, pero natural. Se le aflojó la mandíbula. Se la veía más radiante y tenía un nuevo brillo. La gente le empezó a preguntar qué le había pasado, qué era lo que estaba haciendo y si también podían hacerlo.

Hasta que no consiguió la alineación física, no compartió conmigo lo que le había estado pasando. Hacía tiempo que la engañaba su marido. En vez de compartir cómo se sentía, se bloqueó mentalmente por esta situación y se lo guardó todo para ella. Reflexionó sobre todos los motivos por los que se había permitido llegar a ese estado. Se autoculpaba de la conducta de su marido con el pretexto de que no era lo bastante buena.

Cuando consiguió alinear su cabeza, recuperó su valor y empezó a expresar y a liberar las emociones que había estado reprimiendo. Me contó lo que le había sucedido y cuánto había sufrido. Su cerebro empezó a trabajar bajo una visión más amplia y renovada. Se dio cuenta de que no tenía la culpa del romance de su esposo, y que la falta era de él, no suya. Dejó de culpabilizarse y comenzó a sustituir sus razonamientos negativos por afirmaciones positivas. Esto le proporcionó mucha libertad y alivio, una sensación totalmente distinta de lo que había estado experimentando hasta entonces. De hecho, no tardó en librarse de su marido. Del mismo modo que se había desecho de las toxinas y de la rigidez de su cuerpo, hizo lo mismo en su vida y con su relación íntima.

Al cabo de un tiempo, su nueva forma de ver el mundo se fue ampliando a otras áreas de su vida. Se culpabilizaba menos, sentía más poder personal, ejercitaba su voz, aprendió a liberar correctamente sus emociones y adquirió una visión más amplia de la vida, del mundo y de su lugar en él.

Conoce tu cabeza

Todos los seres que habitamos este planeta estamos sometidos a la gravedad. Esto es especialmente importante cuando hablamos de la cabeza (me refiero al cuello y al cráneo), cuyo peso promedio es de catorce kilos. ¡Eso es mucho peso que soportar!

En mi trabajo de integración estructural, veo personas que pierden hasta dos centímetros y medio de estatura por el impacto de la gravedad sobre su cabeza y su columna. Como ya he dicho, estar sentado comprime mucho el cuerpo. El resultado directo de esto es que muchos de nosotros, si no la mayoría, tenemos la tendencia inconsciente de adelantar la cabeza, postura que crea estancamiento en el cuello y en la garganta.

El hecho de que la mayoría de las personas rara vez prestemos la suficiente atención a la acción de tener la cabeza erguida, empeora la situación. Desde el punto de vista de la integración estructural, el peso de la cabeza lo sostiene parcialmente la mandíbula y la base del cráneo (conocido técnicamente como occipital). Es mucho peso para estas dos zonas relativamente delicadas. Muchos tensamos y apretamos la mandíbula y el cráneo, cuando empezamos a estar cansados o tenemos miedo, lo que implica un movimiento de cierre que crea mucha compresión, tensión y bloqueo en la garganta, la mandíbula, el cuello y la cabeza. Además, altera la circulación del líquido cefalorraquídeo y ya no puede fluir libremente arriba y abajo por la columna.

Este líquido incoloro transporta oxígeno y azúcar al cerebro y elimina dióxido de carbono, desechos y toxinas. Esta circulación tiene lugar porque los huesos del sacro y del cráneo se mueven sutilmente de seis a doce veces por minuto, casi como si estuvieran flotando en aguas tranquilas. La respiración también actúa como una bomba para impulsar el líquido cefalorraquídeo por la columna y el cerebro. Cualquier cosa que bloquee este fluido alterará su correcta circulación y afectará negativamente al sistema nervioso. La tensión en la cabeza y el *core* bloquea su flujo.

¡Espera, eso no es todo! Cuando se nos cae la cabeza, lo cual sucede a menudo si pasamos mucho tiempo mirando hacia abajo, los músculos del cuello se estiran y debilitan. Con el tiempo, esto provocará que estos músculos sean demasiado largos y rígidos por detrás, y cortos y rígidos por delante; el resultado es un cuello flácido y débil. La glándula tiroides, situada en la base de la cara anterior del cuello, puede llegar a obstruirse. Al igual que al resto de las glándulas, le gusta la circulación, el movimiento y el espacio, así que su congestión, compresión o bloqueo puede convertirse en un problema potencialmente grave y generalizado. Esta glándula influye en la mayoría de los órganos más importantes, incluidos el corazón, el cerebro, el hígado y la piel. Afecta a nuestro metabolismo y nivel de energía, entre muchas otras cosas.

Hasta nuestros senos nasales se ven afectados por una cabeza tensa, estresada y adelantada, y una mente obsesiva. Se vuelven más pequeños, densos y pesados, y esto afecta a toda nuestra estructura facial y hace que la piel se vuelva flácida. Cuando trabajo con una clienta y nos centramos en la cabeza, el cuello y la mandíbula, empiezo por hacer que se estire sobre un rodillo de espuma de noventa centímetros para comprobar de dónde parte la alineación. Luego, observo dónde está la cabeza en relación con la parte superior del cuello, reviso el margen de movimiento del cuello y de la mandíbula, y le enseño técnicas para relajar la fascia, realinear el cuello y reactivar la fuerza de los músculos. También es útil que tome conciencia de la tensión en la mandíbula, que observe que está directamente conectada con el suelo pélvico, y le enseño técnicas de relajación de la mandíbula.

La cabeza y la salud holística

¿Sabías que puedes crear más simetría en tu cara, simplemente relajando y creando más espacio en la mandíbula? Raro, pero cierto.

La mandíbula imita a las caderas en cuanto a su estructura. Por la misma razón que es importante que tus caderas estén sueltas y ligeras, también es importante que tu mandíbula esté libre de tensión. Pero del mismo modo que muchas tenemos tensión en el suelo pélvico y no somos conscientes de ello, lo mismo sucede con la mandíbula. Vivimos en un estado de tensión y rigidez, que puede derivar en cualquier cosa, desde dolor generalizado en la mandíbula hasta fuertes dolores de cabeza. Apretar los dientes y la tensión mandibular suelen ser inseparables. Cuando apretamos los dientes, la tensión mandibular empieza a convertirse en el estado natural. A la inversa, cuando la mandíbula está tensa, su contracción natural hará que te rechinen o aprietes los dientes. La mandíbula tensa puede hacer que tu rostro parezca que está hundido, flácido, triste y más ancho; puede incluso hacerte fruncir el entrecejo.

Si observas que haces esto, visualiza tu cuello erguido y elegante, y que elevas la coronilla, como si esta quisiera llegar al cielo, a la vez que mantienes la mandíbula paralela al suelo, para que la barbilla no esté inclinada ni hacia arriba ni hacia abajo. Por el mero hecho de visualizar esto con los ojos de tu mente, descubrirás que te recolocas y enderezas, y que creas más espacio entre el occipital, el cuello y los hombros. Una forma excelente de crear espacio y fortalecer y realinear el cuello es practicando esta postura mientras conduces. Inclina el asiento de tu coche un poco hacia atrás, baja el mentón y presiona suavemente la base de la cabeza en el reposacabezas, utilizando la musculatura posterior del cuello. Esto te descomprimirá la columna cervical, te alineará la mandíbula en la posición correcta y te ayudará a liberar la tensión que acumula a causa de la posición de la cabeza adelantada.

Muchas personas tienen tan contraída la fascia de su rostro, cabeza y cuello que se han condenado a sí mismas a un estado de tensión constante. A raíz de ello, para mover la cabeza han de mover los hombros. El movimiento de girar la cabeza debería originarse desde la columna cervical o cuello. Al andar, lo ideal sería que nuestra cabeza fuera móvil, flexible, fluida e insinuante, como la de esas muñecas *hula* hawaianas que llevan los camioneros en sus salpicaderos. Del mismo modo que tus caderas y tu columna deberían ondularse, igual sucede con tu cabeza. Tus huesos no están fusionados, sino suturados; esto significa que no están diseñados para estar totalmente inmovilizados, han de tener cierta flexibilidad.

Los chakras de la garganta, del tercer ojo y de la coronilla

La cabeza no está asociada a un solo chakra, sino a tres: el de la garganta, el tercer ojo y la coronilla.

El color del chakra de la garganta es el azul. Es el chakra de la comunicación, la apertura, la sinceridad y la pureza del habla. A través del habla ponemos en práctica nuestra capacidad de tomar las decisiones correctas y ejercemos la fuerza de voluntad y de la expresión. Podríamos considerar el habla como el puente entre nuestro corazón (el chakra que está justo debajo del de la garganta) y el subconsciente (situado en la cabeza, en el tercer ojo). Nuestra voz nos permite expresarnos en el mundo, no solo a través de las palabras, sino también de nuestra creatividad.

El chakra de la garganta incluye la glándula tiroides, que regula la temperatura corporal y el metabolismo. En Occidente, cuando hablamos de metabolismo, siempre pensamos en el aumento o la pérdida de peso. El metabolismo influye en nuestro peso, pero lo más importante es que convierte la comida en energía utilizable, en otras palabras, en energía vital.

El siguiente chakra de esta zona es el del tercer ojo, situado en el entrecejo. Cuando el tercer ojo, cuyo color es el púrpura, está abierto y limpio, adquirimos visión profunda, que nos permite ver la diferencia entre lo ilusorio y la verdad. Facilita que nos comprendamos a nosotras mismas, los demás, la vida y la realidad tal como son. Gracias a esta facultad, podemos tomar decisiones más acertadas. A través del tercer ojo, adquirimos todo tipo de sabiduría, incluida la mística.

El tercer ojo incluye la glándula pituitaria, que se sitúa en la base del cráneo. La glándula pituitaria es un pequeño órgano, del tamaño de un guisante. Se encuentra en la parte inferior del cerebro, produce muchas hormonas y se la conoce como la glándula maestra de nuestro organismo. Estas hormonas son las responsables de muchos procesos corporales y de estimular a otras glándulas para que realicen su trabajo.

Aquí también se encuentra la glándula pineal, que segrega hormonas que influyen en nuestra química corporal, como la melatonina, una hormona que afecta a nuestros ciclos de sueño y vigilia.

Muchas personas comparan la glándula pineal con un alquimista, porque transforma la melatonina en neurotransmisores profundos que ayudan a sanar y regular nuestro cuerpo.

El despertar del tercer ojo nos da el poder de ver lo que podría suceder, de ver lo que se encuentra en estado potencial. Nos ayuda a abrir nuestra sensibilidad intuitiva y nuestras percepciones interiores, y a sentir e interpretar visualmente la energía que nos rodea.

Por último, tenemos el chakra de la coronilla, cuyo color es el blanco. Rige la información de la conciencia individual y colectiva. Es un chakra muy místico, pero también podemos pensar en él como un chakra que nos permite salir de nuestra mente y nos ayuda a canalizar la creatividad, la inspiración y la información. Cuando cesa nuestro pensamiento obsesivo y la espiral que este conlleva, creamos espacio en nuestro cerebro para todas las cosas buenas que puede ofrecernos este chakra.

Aquí podemos conectar con la fuente universal, abrirnos a dar y a recibir energía, conciencia e información de fuentes mundanas y de fuera de este mundo. Podemos conectar con nuestra naturaleza sagrada e ilimitada.

La cabeza, la mandíbula y el suelo pélvico

El nervio vago crea una línea directa desde el cerebro hasta el interruptor del estrés en el suelo pélvico. Imagínatelo como el sujetalibros de los centros de poder de nuestro cuerpo: la mandíbula y el suelo pélvico están conectados fisiológica y emocionalmente. La alineación de uno tiene un efecto directo en la del otro.

En mi práctica profesional, he comprobado que cuando mis clientas relajan las contracciones faciales y vuelven a despertar las conexiones neuromusculares con su suelo pélvico, su mandíbula empieza a moverse, a estirarse y a relajarse, como lo hará el suelo pélvico. La conexión es tremenda. Esto significa que cuando podemos profundizar en nuestra conciencia y liberar una de estas áreas de nuestro cuerpo, también podemos liberar la otra. Los dentistas y los fisioterapeutas han observado esta misma conexión, y han realizado estudios que demuestran que esto actúa en ambos sentidos: cuando mejora la movilidad de la mandíbula, liberamos tensión de la pelvis y promovemos el poder y la fuerza en ella, y viceversa.

Otra conexión reconocida es la craneosacral. La terapia craneosacral, desarrollada por osteópatas, fusiona la energía y el trabajo corporal. Aunque pensemos que los huesos de nuestro cráneo están soldados, no es así (de ahí los «puntos blandos» de la cabeza de los bebés). Por el contrario, son suturas en el cráneo que no solo pueden moverse, sino que están hechas para ello. Como ya he mencionado antes, este ligero movimiento es esencial para la circulación del líquido cefalorraquídeo. Cuando apretamos la mandíbula durante mucho tiempo, podemos tensar la fascia y los huesos de la cabeza. Esto tiene como consecuencia un montón de trastornos, desde dolor de cabeza tensional hasta incapacidad para crear y conectar.

En lo que a estrés físico se refiere, sé de mucha gente que tiene una fe ciega en el masaje del tejido profundo. A mí me gusta el masaje como a la que más, pero las manipulaciones craneosacrales son mucho más eficaces cuando se trata de liberar el estrés, porque repercuten directamente en el sistema nervioso, que es el origen de toda la tensión o nudos. La osteopatía craneosacral contempla el cuerpo como una entidad energética, descongestiona la energía y conduce al sistema nervioso hacia un estado parasimpático más relajado. La terapia craneosacral, a diferencia de emplear la fuerza del masaje, se basa en aprovechar, permitir y escuchar. Nos permite crear espacio y volver a nuestro ritmo energético equilibrado natural y reequilibra el sistema nervioso.

Un osteópata craneosacral facilitará la circulación suave, vibrante y curativa de tu energía. Bien ejecutada, esta terapia te ayudará a restablecer la interconexión de tu cuerpo de formas muy reales; por ejemplo, mientras el osteópata te trabaja las caderas puedes notar la mandíbula con la misma claridad como si alguien te pusiera las manos sobre la cara. El efecto general de todo esto será que puedes respirar más profundo. Si respiramos más profundo y nos aflojamos, podemos relajar el sistema nervioso y encontrar la manera de rendirnos. Podemos dejarnos ir y ser vulnerables. En este estado, es donde se produce la sanación profunda y verdadera.

En este estado de descansar-y-digerir, encontramos la fuente de la juventud. Podemos sanar y restaurar nuestros tejidos, mente, cuerpo y lesiones físicas, y revelar las heridas emocionales. Alivia todo tipo de dolores, que no son más que un bloqueo.

La cabeza y el estrés

Cuando liberamos estrés de nuestra mandíbula, tiene un efecto holístico, gracias a la conexión craneosacral. Esta eliminación puede conducirnos a un estado de descansar-y-digerir, que es donde sanamos, rejuvenecemos y energizamos a todos los niveles: físico, mental y emocional.

Basta con ser un poco conscientes y liberar para que tenga un poderoso efecto sobre el sistema nervioso. No es necesario que vayas a una clase de yoga o meditación para autotransportarte a un estado diferente de frecuencia más baja; esto se puede conseguir momento a momento.

LA HIGIENE DEL ESTRÉS DE LA CABEZA, EL CUELLO Y LA MANDÍBULA

A fin de empezar a crear nuevos hábitos no reactivos en lo que respecta al estrés, prueba este sencillo ejercicio la próxima vez que te des cuenta de que te estás agarrotando.

Deja colgar los brazos cuando estés de pie o sentada. Con el brazo derecho bien estirado, inclina la cabeza hacia la izquierda inspirando. Espira elevando la barbilla y luego bájala metiéndola hacia dentro, para aliviar la tensión en el cuello. Repite lo mismo cambiando de lado. Hazlo cinco veces de cada lado.

Medicina del movimiento para la cabeza

Desbloqueo de la cabeza y del cuello con puente

Túmbate bocarriba sobre la esterilla y colócate el balón debajo la base de la cabeza. Inspira para llenar los pulmones y espira relajándote sobre el balón. Los brazos estarán estirados paralelos al cuerpo con las palmas bocabajo. Inspira levantando las caderas y metiendo suavemente la barbilla para descomprimir el cuello. Espira y baja las caderas hasta la posición inicial. Repite este ejercicio ocho veces.

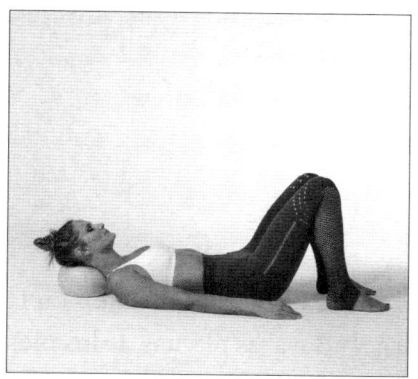
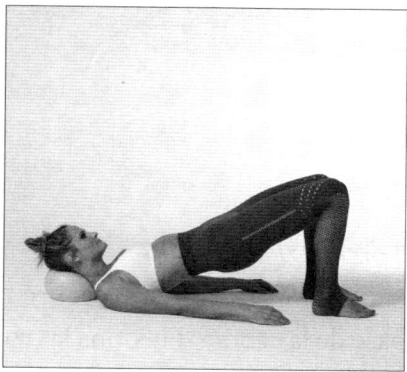

Desbloqueo de la cabeza y del cuello con puente

Extensión y flexión del cuello

Túmbate bocarriba sobre la esterilla y colócate el balón en la base de la cabeza. Flexiona las rodillas y apoya las plantas de los pies en el suelo; separa los pies para que queden en línea con las caderas. Estira los brazos paralelos al cuerpo e inspirando levanta la barbilla en dirección al techo. Espira bajando la barbilla y hundiéndola un poco para que se estiren bien las cervicales, haz presión con la cabeza sobre el balón, a la vez que elevas las costillas ligeramente, para aumentar la tracción en la parte posterior del cuello. Repite este ejercicio ocho veces.

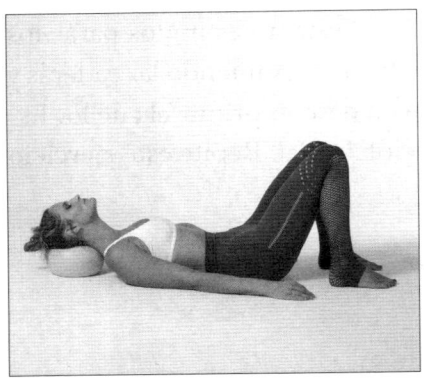
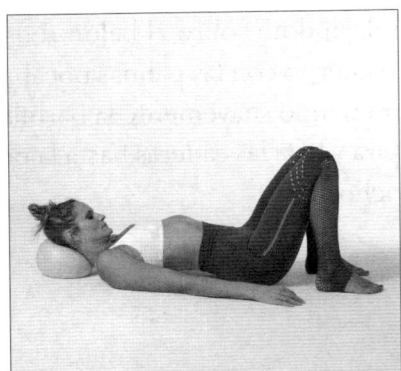

Extensión y flexión del cuello

Torsión de cuello

Túmbate bocarriba sobre la esterilla y colócate el balón en la base de la cabeza. Flexiona las rodillas y apoya las plantas de los pies en el suelo; separa los pies, de modo que queden en línea con las caderas. Estira los brazos en cruz. Inspira girando la cabeza hacia la derecha. Espira girando la cabeza hacia la izquierda. Repite este ejercicio ocho veces.

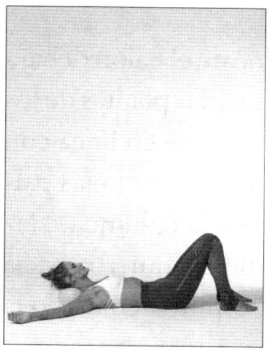 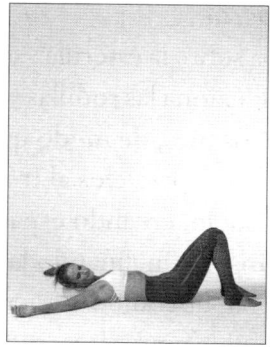 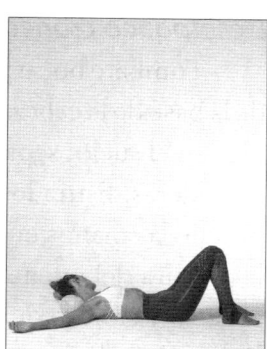

Torsión de cuello

Desbloqueo del cuello y de la mandíbula de costado

Túmbate sobre el costado derecho y colócate el balón directamente bajo la oreja. Inspira girando la cabeza hacia arriba y rodando el balón por la parte posterior de tu cráneo. Espira girándola hacia bajo, masajéandote el lado derecho de la cabeza. Vuelve a la posición inicial y abre lentamente la boca para estirar la mandíbula. Cierra la boca. Repite este ejercicio ocho veces con cada lado.

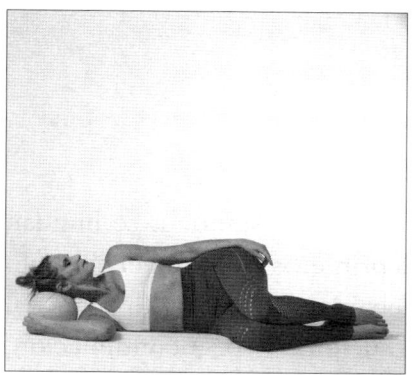 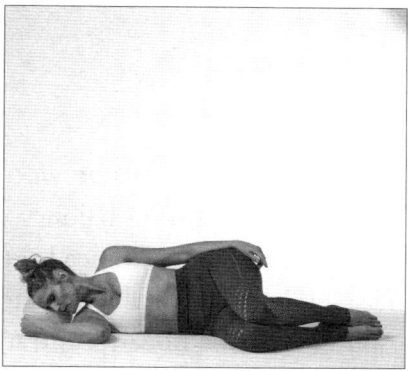

Desbloqueo del cuello y de la mandíbula de costado

Desbloqueo craneosacral

Túmbate bocarriba sobre la esterilla y colócate el balón debajo de la base de la cabeza. Flexiona las rodillas y apoya las plantas de los pies en el suelo; separa los pies, de modo que queden en línea con las caderas. Estira los brazos paralelos al tronco, apoyando las palmas de las manos en el suelo, creando espacio en la columna. Haz la postura del puente. Inspira inclinando la cadera izquierda hacia el suelo y eleva la derecha, liberando el sacro. Espira inclinando la cadera derecha hacia el suelo y sube la izquierda. Alterna las caderas y repite este ejercicio ocho veces con cada lado.

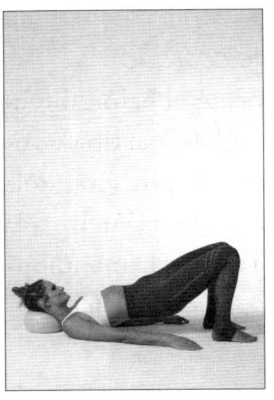
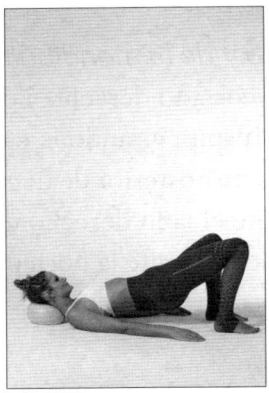
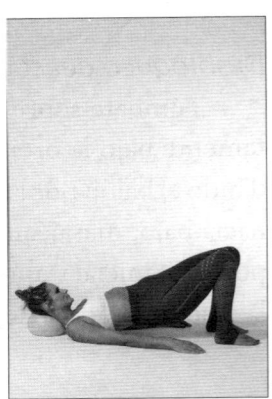

Desbloqueo craneosacral

Desbloqueo del suelo pélvico y de la mandíbula

Siéntate sobre el balón y deja que los isquiones se hundan en él para relajarse. Coloca los tres primeros dedos en el músculo masetero de la mandíbula, justo debajo de la mejilla. Inspira, y al espirar, cierra la boca y contrae el suelo pélvico. A continuación, inspira relajando el suelo pélvico sobre el balón, abriendo y estirando la boca. Cierra la boca lentamente, masajeando los músculos de la mandíbula con suavidad, mientras sigues abriendo y cerrando la boca. Hazte este masaje de treinta a sesenta segundos.

El centro de poder de la cabeza

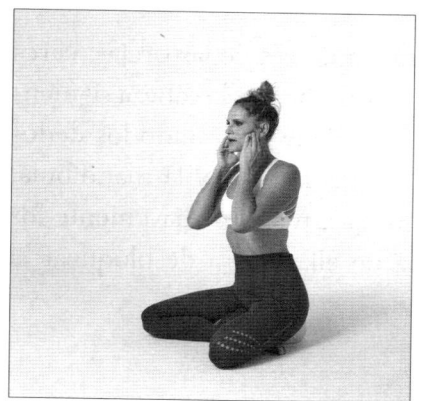 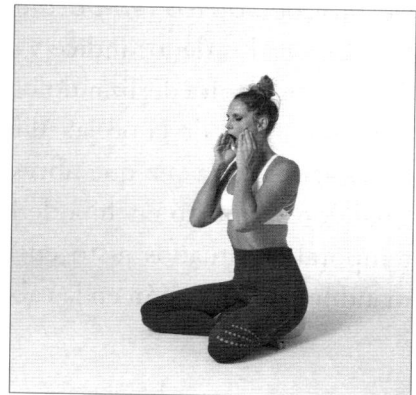

Desbloqueo del suelo pélvico y de la mandíbula

Tirones de orejas

Siéntate sobre el balón y deja que los isquiones se hundan en él para relajarse. Ponte los dedos pulgar, índice y corazón encima de las orejas, lo más cerca posible de la cabeza. Inspira tirando de las orejas y alargándolas, dejando que los dedos se deslicen por los lados de estas. Al espirar, suelta las orejas. Repite este ejercicio ocho veces.

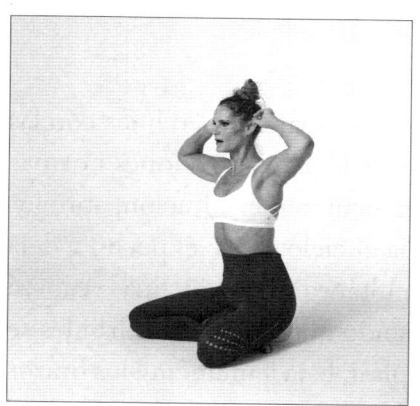 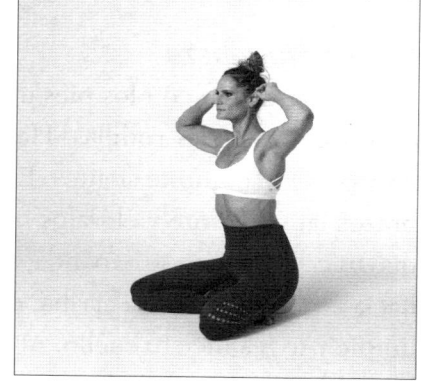

Tirones de orejas

Desbloqueo de los temporales

Coloca los dedos índice y corazón detrás de las orejas, cerca del lóbulo. Inspira deslizándolos hacia arriba por la cabeza siguiendo el recorrido de la oreja. Al espirar, sigue deslizando los dedos hacia arriba, a la vez que abres y estiras la boca y la mandíbula. Cuando estés justo encima de las orejas, masajea suavemente los temporales (situados justo encima de ellas) para desbloquear la mandíbula y la tensión en la cabeza.

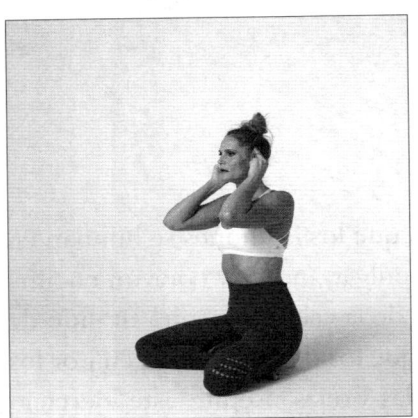
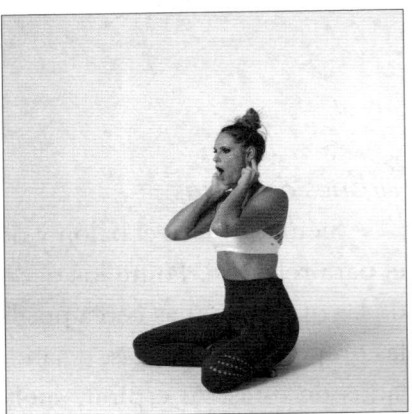

Desbloqueo de los temporales

Oxigena tu cabeza

Ponte de pie con los pies un poco separados, en línea con las caderas, y relaja las rodillas. Haz un par de respiraciones normales y observa cómo te sientes. En la siguiente inspiración, abre los brazos lateralmente y elévalos hacia el cielo. Abre el pecho y deja que tu caja torácica se expanda; simultáneamente, inclina la cabeza hacia atrás y mira hacia arriba, dejando que la glándula tiroides se limpie y se realinee tu cuello. Al espirar, baja lentamente los brazos hacia los costados de tu cuerpo y deja que el mentón baje hacia el pecho. Repite este ejercicio diez veces.

Sana y equilibra tu cabeza

El ayurveda clásico para purificar y abrir

La *lota* nasal es uno de los grandes regalos del ayurveda al mundo moderno. Sirve para limpiar y aclarar los senos nasales y frontales, física y energéticamente. Esto es más importante que nunca debido a los gases de los vehículos, a otros contaminantes ambientales varios y al pensamiento obsesivo al que estamos expuestas a diario.

La lota nasal se puede usar todos los días o cuando nos parezca necesario. Al limpiar las fosas nasales y los senos, podemos respirar mejor; se alivian las alergias y, desde una perspectiva mística, abre los canales del tercer ojo y favorece la claridad mental.

Llena la lota con agua templada y échale media cucharadita de sal marina. Respira por la boca, mientras te colocas el caño en uno de tus orificios nasales, ladeas la cabeza hacia el lado contrario al orificio y te inclinas un poco hacia delante para que el agua que entre por ese orificio salga por el contrario. Sigue así hasta vaciar la lota. Vuelve a llenarla y haz lo mismo por el otro orificio. Al principio te puede resultar extraño, pero recuerda que has de respirar por la boca mientras haces este lavado; con el tiempo, te acostumbrarás y disfrutarás de los beneficios.

Activa tus endorfinas con una canción

Cantar hace vibrar la garganta y la zona de la mandíbula; así, nos ayuda a liberar tensión física y endorfinas que se asocian con el placer. También nos ayuda a segregar oxitocina, que ensalza el sentimiento de confianza y vinculación. Esto explicaría por qué los estudios que se han realizado sobre este tema han revelado que cantar alivia los sentimientos de depresión y de soledad. Investigaciones recientes incluso señalan el hecho de que la música «evolucionó como un instrumento para la vida social». El placer que obtenemos cantando es una recompensa evolutiva por habernos reunido para cooperar, en lugar de ocultarnos en las cuevas en solitario.

Cantar (así como tatarear y salmodiar) libera tensión, te hace vivir el presente y es una forma estupenda de canalizar las emociones y limpiar la energía. La ciencia cree que los beneficios de cantar son acumulativos. Los cantantes tienen niveles más bajos de cortisol, lo que indica que sufren menos estrés. ¡Adquiere el hábito de cantar con ganas y a pleno pulmón!

Gua sha

Esta antigua terapia china alternativa está diseñada para movilizar el *chi* estancado, estimular el colágeno y eliminar el estrés y las líneas faciales. Puedes darte un masaje *gua sha* tú misma con el increíble instrumento de cuarzo rosa (yo encargué el mío en Odacite). Masajéate suavemente la cara para estimular la circulación sanguínea y deshacer cualquier masa densa que encuentres en tus tejidos blandos. Esto aumenta la circulación sanguínea e incluso te proporciona el aspecto de un *lifting*, pero natural. Suaviza las arrugas, elimina la piel muerta, estimula el drenaje linfático, activa el colágeno, ayuda a dispersar la energía y favorece la sanación.

Aunque esta técnica se puede utilizar en muchas otras áreas del cuerpo, a mí me gusta aplicarla en el rostro, la mandíbula y el cuello, por las propiedades de retrasar el envejecimiento y eliminar la flacidez que tiene estimular el colágeno y reducir la tensión. El *gua sha* es especialmente eficaz para mejorar la flacidez de las mejillas, las bolsas en los ojos, el dolor de cabeza, las líneas en la frente y el entrecejo, la mandíbula apretada e incluso el dolor cervical.

DATE UN BAÑO PURIFICADOR CEREMONIAL

Este baño relajante y suavizante de sal marina y *Salvia esclarea* (amaro) te ayudará a dar rienda suelta a tu conocimiento intuitivo y sabiduría. Esta mezcla especial sirve para relajar el sistema nervioso y los tejidos para que goces de un sueño superrestaurador y relajante, que a su vez te ayudará a aliviar la tensión de la mandíbula, la cabeza y el rostro. Avivará tu imaginación y te ayudará a que tus sueños se hagan realidad y a que reconozcas que eres tú quien crea tu propia vida. Saldrás relajada y abierta, conectada con algo superior a ti y con una visión más positiva sobre el amor y más clara sobre el camino que debes seguir.

2 tazas de sal de cloruro de magnesio
6 a 8 gotas de aceite esencial de *Salvia esclarea*

Prepárate un baño de agua templada y echa la sal de cloruro de magnesio y el aceite esencial justo debajo del chorro de agua. Remueve el agua con la mano para que la mezcla quede bien repartida por toda la bañera.

Mantra y visualización para la cabeza

Estoy conectada conmigo misma y con mi fuente. Estoy a salvo afirmando y expresando mi verdad con claridad, seguridad y amor.

Siéntate cómodamente con las piernas cruzadas sobre un cojín, rodillo o balón. Relaja las caderas y permite que se asienten los isquiones y que la columna se yerga sin esfuerzo. Imagina como tu fuerza vital recorre tu columna de arriba abajo.

Lleva tu atención a la mandíbula. Observa si la estás apretando. Relaja la lengua alejándola del paladar, afloja y deja colgar la mandíbula. Lleva tu atención a la garganta e incluso a la zona de debajo de las orejas. Relaja la tensión y el agarrotamiento.

Ahora lleva tu atención a la zona occipital, en la base del cráneo. Observa si puedes relajar esta área. Relaja los oídos internos, todos los músculos que rodean las orejas, incluidos los que sujetan la mandíbula. Traslada tu conciencia al espacio que se encuentra detrás de los ojos, relájalo. ¿Qué me dices de la frente y el entrecejo? Relajando esta zona, creamos espacio para que aparezcan y fluyan la intuición y el conocimiento interior. Podemos empezar a bajar el volumen de nuestro pensamiento obsesivo, que tanta presión nos crea, literal y figuradamente.

Siente la energía que procede de la pelvis, circulando por la columna, y permite que te relaje la cabeza. Profundiza en tu conciencia de las sensaciones. ¿Cómo te sientes ahora? ¿Qué observas?

Sigue relajando la energía en la cabeza por la zona de la línea del pelo, las sienes e, incluso, la zona de la coronilla. Visualiza un pequeño halo de energía que flota por encima de tu cabeza, saliendo de ti y elevándose hacia el cielo.

Siente la expansión de la energía de la cabeza. Siente como se aligera, suaviza y brilla. Observa si tienes pensamientos o emociones estancados. Procura liberarlos o contemplarlos como un simple testigo.

Cuanto más puedas abrirte a tu verdadero conocimiento interior, menos vueltas les darás a las cosas y menos estrés crearás. Más conectarás con tu creatividad. Más permitirás que surja la inspiración.

Siente la sensación de ligereza, relajación y calma. Graba esto en tu sistema nervioso; así cuando notes que empieza el estrés o que te obsesionas con algo, puedes tomar la decisión consciente de no pasar por eso o de no mantenerte en ese estado, sino de relajar la energía de tu cuerpo. Esto te permitirá controlar tu reacción.

Respira profundo y deja ir. Siente las sensaciones de longitud, espacio y ligereza, y la sensación natural de elevarte, aunque estés bien sentada y apoyada.

Activa tu superpoder de la conexión a través de la cabeza

Cuando trabajo con clientes que padecen dolor desde la zona alta de la columna hasta la cabeza, suele tratarse de personas muy cerebrales, demasiado críticas, incapaces de ver las cosas con claridad y obsesivas. Viven tanto en su cabeza que no permiten que fluyan otros aspectos de su existencia. No sienten sensaciones en el cuerpo, su imaginación se ha agotado por las responsabilidades de su vida, ya no pueden sentir, conectar o expresar sus emociones libremente.

Cuando nos tragamos nuestras emociones, estas pueden manifestarse físicamente en una mandíbula apretada, senos congestionados, entrecejo fruncido o dolor de cabeza (migrañas incluidas). Esto bloquea nuestro *chi*, que deja de circular correctamente. Darles demasiadas vueltas a las cosas, criticar, juzgar, y su subsiguiente estancamiento emocional, nos priva de vivir el momento. Esta situación es especialmente común en los países occidentales. Hace mucho tiempo que sucede, pero está empeorando debido a que cada vez estamos más conectadas a través de nuestros dispositivos digitales, navegando, analizando, comparando y procesando más información.

Hablar de nuestras emociones en un lugar seguro es una buena forma de acallar el ruido mental. Esta es la idea básica de la terapia de conversación, donde a los pacientes se les pide que hablen de lo que más temen. Cuando ponemos voz a una emoción de cualquier tipo –*especialmente* el miedo–, no solo disfrutamos de libertad emocional, sino también fisiológica.

Fuera de la consulta del terapeuta, suele traducirse en la capacidad de tener conversaciones abiertas y sinceras. Como bien sabemos, es más fácil decirlo que hacerlo. No obstante, es una habilidad que vale la pena cultivar. Desarrollar esta habilidad nos permite conectar con los demás, y lo más importante, con nosotras mismas y con lo que sentimos en cada momento.

Cuando hablemos, no nos limitemos a comunicar y expresar nuestros verdaderos sentimientos y emociones, sino que también hemos de centrarnos en conectar con el corazón, que se comunica con compasión. El lenguaje es un poderoso instrumento, porque las palabras son uno de los principales modos de conectar con los demás. Elegir conscientemente nuestras palabras nos permite ser más precisas con nuestros deseos y conectar mejor con los demás y con todo aquello que supera nuestra individualidad.

Nuestra comunicación diaria con los demás y nuestro diálogo interior conforman nuestra realidad positiva o negativamente. Ser conscientes de las palabras que usamos para hablar con nosotras mismas nos ayuda a llegar a la raíz de lo que está bloqueando nuestra verdadera transformación. Cuando reconocemos cómo hablamos diariamente con nosotras mismas, somos más conscientes de las formas en que podemos controlar nuestras percepciones. Es un cambio sencillo, pero potente. Revisar las historias que nos contamos es una forma increíblemente eficaz de descubrir la verdad sobre nuestro lugar en el mundo. Podemos ser sinceras, aunque elijamos intencionadamente las palabras. Introducir un lenguaje consciente en nuestro vocabulario es una buena forma de crear cambios en nuestro cuerpo y en nuestra vida.

El lenguaje consciente pone en práctica la idea de que casi todo lo que decimos se puede transformar en un mensaje al universo, en el que expresamos nuestros verdaderos deseos. Las palabras que elegimos se convierten en una afirmación constante y coherente de lo que queremos atraer a nuestra vida y de hasta dónde queremos llegar. Por ejemplo, puedes decir: «Elijo ir a trabajar», en vez de: «He de ir a trabajar». ¿Te das cuenta de lo diferente que es el efecto de cada una de estas frases en tu cuerpo? ¿O cómo te sientes al decir: «Voy a recoger a mi hija al colegio», en vez de: «He de ir a recoger a mi hija al colegio»? ¿O cómo te sientes diciendo: «Pago mis facturas», en vez de: «He de pagar mis facturas»? Realmente, supone un cambio en todos los niveles.

Estos cambios ultrasencillos te conducen a un estado vibratorio de positividad, presencia y agradecimiento, en tan solo un segundo. Ponlo en práctica cuando envíes un correo electrónico o un mensaje de texto. Verdaderamente, es muy fácil empezar a incorporarlos en tu vida, y su efecto es mágico. Te darás cuenta de que eres más consciente, que haces las cosas intencionadamente y que tus palabras serán impecables. Cuando elegimos nuestras palabras con cuidado, podemos vivir con más intencionalidad.

Decir la verdad no solo propicia más *flow* y propósito en la vida, sino que nos da poder. Hablar facilita la creación de lo que queremos conseguir, por la sencilla razón de que es una forma de transmitir a los demás lo que pensamos, sentimos y deseamos. Si no pides, no recibes, o al menos, es mucho más difícil recibir lo que deseas real y profundamente.

No basta con expresar las palabras. Hemos de cumplirlas con acciones y responsabilidad. Observa si tus acciones y reacciones coinciden con tus palabras. ¿Estás viviendo realmente el tipo de vida del que hablas? Cuando se produce la coincidencia, sucede la magia.

TERAPIAS ALTERNATIVAS PARA LA CABEZA

Aromaterapia

Me encanta el aceite Pure Calm Wellness Aromatherapy Oil ('aceite de aromaterapia bienestar pura calma') de Uma Oils. Contiene aceite esencial de manzanilla para relajar la tensión y aceite esencial de vetiver para que nos centremos y para ayudarnos a poner los pies en el suelo. Esta mezcla facilita que salgamos de nuestra mente y alivia la sensación de estrés, promoviendo la paz interior. Pon unas gotitas en un difusor o colócatelas en las sienes para relajarte mentalmente y restaurar tu centro de la conexión. Puedes encontrar esta mezcla en www.umaoils.com.

Gemoterapia

Para sanar tu mente, elige la gema que más te atraiga y colócatela en el centro del tercer ojo (en el entrecejo). Medita, relájate o visualiza el resultado que esperas obtener con la piedra en esa zona. Para beneficiarte todavía más de las vibraciones curativas, puedes llevar la gema que hayas elegido en tu bolso o bolsillo, engarzarla en una joya o colocarla en algún lugar de tu casa o del coche.

* **Amatista:** esta gema del chakra del tercer ojo te conecta con tu sabiduría personal y activa tu poder interior.
* **Cuarzo blanco:** aporta claridad mental y potencia la energía; expande la conciencia y las habilidades psíquicas.
* **Lapislázuli:** la «gema de la verdad» restaura la habilidad de comunicarnos con autenticidad y abre, estimula y equilibra todo el organismo.
* **Turquesa:** estimula y equilibra la energía y elimina la negatividad; restaura la confianza para hablar de nuestros verdaderos sentimientos.

Infusión

El tomillo y el hinojo son una potente combinación, y son igualmente eficaces por separado. El tomillo es famoso por ser considerada una planta espiritual, que despierta el don de la comunicación, ya que está conectada con el chakra de la garganta, que nos permite hablar con pasión y resolución.

El tomillo puede ser milagroso para aliviar los dolores de garganta. Esta infusión polifacética tiene muchas otras propiedades. Los investigadores han descubierto que se puede usar para reforzar la salud de los sistemas nervioso, inmunitario, respiratorio y digestivo.

Se cree que las semillas de hinojo tienen una gran cantidad de compuestos naturales que pueden reducir la inflamación de la glándula tiroides.

Esta infusión refuerza el sistema inmunitario y relaja el sistema nervioso autónomo y los tejidos blandos. Además, es una forma estupenda de cuidar tu centro de poder de la conexión. Tomarnos esta bebida nos ayuda a cambiar el estado de actuar por el de ser. Esta infusión mística te ayudará a conectar con tu ser superior y a encontrar un lugar de sereno y espontáneo conocimiento.

Añade un poco de tomillo fresco y semillas de hinojo a la tetera, echa agua caliente sobre la mezcla de hierbas y déjalo en reposo cinco minutos. Añádele una cucharadita de miel de manuka para realzar sus efectos relajantes y con esto basta: ¡ya tienes una infusión supercurativa para beber y disfrutar!

Nutre tu cabeza

Hierbas para la cabeza

Se necesita una buena dosis de yodo para que la glándula tiroides funcione correctamente. Muchas culturas antiguas han usado las algas (entre ellas el *kelp*) para reforzar la ingesta de yodo y equilibrar la función de la tiroides. Las algas contienen muchos otros nutrientes y minerales esenciales que el cuerpo necesita. Tu cuerpo y espíritu te agradecerán que incluyas este vegetal marino sagrado en tu dieta.

Vitaminas y minerales para la cabeza

MAGNESIO

Aunque una dieta rica en nutrientes es la mejor forma de prevenir y aliviar los dolores de cabeza, un suplemento de magnesio puede ser muy útil. Las personas que padecen de dolor de cabeza frecuente suelen tener niveles bajos de magnesio. Tomar un suplemento de magnesio puede aliviar esos dolores.

Los médicos recomiendan tomar entre 200 y 600 miligramos de magnesio al día para evitar el dolor de cabeza. Yo lo tomo en polvo, porque es la forma en que mejor lo asimilamos. Me lo tomo por la noche antes de acostarme para que mi sueño sea más profundo y restaurador.

VITAMINA B_{12}

La vitamina B_{12} es una vitamina B esencial para la salud del sistema nervioso, la función cerebral y la producción de glóbulos rojos. Desempeña un papel esencial en mantener la capa de mielina, que es la que recubre los nervios. Una deficiencia en la dieta o una insuficiencia de vitamina B_{12} puede ocasionar problemas en el funcionamiento del sistema nervioso. También es muy eficaz para contrarrestar el dolor de cabeza tensional. Aunque la B_{12} se encuentra en las almendras, el pescado y las semillas de sésamo negro, la mayoría de las personas no tomamos la cantidad diaria recomendada de 2,4 microgramos.

Un análisis de sangre revelará tus niveles de B_{12}. Unos valores normales serían entre 200 y 900 picogramos por mililitro (pg/ml). La mayoría de los expertos coinciden en que menos de 200 pg/ml constituye una deficiencia.

Si padeces de dolores de cabeza con frecuencia, una cápsula al día de B_{12} puede suponer un buen remedio que tendrá un tremendo efecto en tu vida.

> **ALIMENTOS QUE DESPIERTAN Y SANAN EL CENTRO DE PODER DE LA CABEZA**
>
> * **Alimentos azules**: arándanos, patatas azules.
> * **Alimentos púrpura**: remolacha, moras, berenjena, ciruela, col lombarda, zanahoria morada, uva negra, kale morada.
> * **Nueces de Brasil** para equilibrar la glándula tiroides.
> * *Chlorella* para ayudar a eliminar las toxinas de metales pesados del cerebro.

Tónico para la cabeza

235 MILILITROS

La cúrcuma es un potente antioxidante y antiinflamatorio, que se cree que tiene infinidad de propiedades para el cerebro, incluida la de mejorar la memoria y favorecer el crecimiento de las neuronas. Los beneficios de este tónico se refuerzan por el jengibre, otro antiinflamatorio y antioxidante que mejora la digestión y alivia las náuseas. El limón alcaliniza y estimula el sistema inmunitario, mientras que la cayena propicia la absorción de la cúrcuma y completa este tónico que activa el metabolismo.

- 1 cucharada de cúrcuma fresca rallada o ½ cucharadita en polvo
- 1 cucharada de jengibre fresco rallado o ½ cucharadita en polvo
- 1 limón exprimido, junto con la piel
- cayena
- 3 tazas de agua filtrada

Echa la cúrcuma, el jengibre, el zumo de limón y su piel, la cayena y el agua filtrada en un cazo pequeño. Pon a hervir la mezcla a fuego medio. Cuando empiece a hervir, coloca un colador en los vasos para servirla y reparte la mezcla entre dos o tres vasos. Si este tónico te resulta muy fuerte, dilúyelo con más agua caliente o templada. Guarda lo que te sobre en la nevera; se conserva tres días. Para servirlo, vuelve a calentarlo en el fuego de la cocina hasta que se temple un poco, para evitar que se pierdan la mayor parte de sus antioxidantes.

Elixir de la iluminación

350 MILILITROS

La glándula pineal, que se encuentra en medio del cerebro, es pequeña pero poderosa. Se la ha relacionado con el bienestar mental y físico, incluso espiritual. Últimamente, nuestro estilo de vida moderno hace que esta valiosa glándula se congestione, a lo que se suman las toxinas de los alimentos y del agua e, incluso, las hormonas del estrés que produce nuestro cuerpo. El vinagre de sidra de manzana es uno de los ingredientes de este elixir, porque se dice que ayuda a eliminar toxinas de la pineal, mientras que las verduras y el perejil son ricos en clorofila purificadora, vitaminas, minerales y antioxidantes. El limón es un ingrediente común y delicioso que no solo acentúa el sabor, sino que contiene nutrientes que contribuyen a aumentar los niveles de oxígeno, lo cual ayudará a reparar los tejidos dañados y reforzará el sistema inmunitario.

2 tazas de espinacas ecológicas *baby*
1 pepino troceado
3 ramitas de perejil fresco
1 limón o lima exprimido
1 cucharada de vinagre de sidra de manzana
1 taza de agua filtrada

Pon las espinacas, el pepino, el perejil, el zumo de limón o lima, el vinagre de sidra de manzana y el agua en una batidora. Bátelo todo hasta que adquiera una textura suave.

Nutritivo caldo de huesos con cúrcuma

3 LITROS

Aunque es fácil prepararlo, es cierto que necesita mucho tiempo de cocción. Pero ¡vale la pena! Las propiedades curativas de los caldos de huesos ricos en nutrientes son increíbles. Desde reforzar el sistema inmunitario, eliminar toxinas o mejorar las articulaciones y la producción de colágeno para la piel hasta sanar el intestino, hervir huesos conlleva un sinfín de beneficios. Puedes mezclar y añadir más verduras que te gusten a este caldo.

- 2 kg de huesos de vacuno de ganadería ecológica
- ½ taza de vinagre de sidra de manzana
- 6 dientes de ajo, machacados o enteros
- 3 cucharadas de cúrcuma fresca rallada
- 2 cebollas troceadas
- 2 tazas de apio troceado
- 1 cucharadita de pimienta de cayena
- 4 ramitas de tomillo fresco
- sal del Himalaya al gusto

Echa los huesos, el vinagre de sidra de manzana, el ajo, la cúrcuma, las cebollas, el apio, la pimienta de cayena y el tomillo en una olla grande y ponlo todo a cocer a fuego lento. Déjalo hervir una hora. Saca la espuma y vuelve a poner la olla en el fuego, para que se haga a fuego lento durante nueve o diez horas más. Pruébalo y déjalo hervir más hasta que esté a tu gusto. Añade una pizca de sal del Himalaya si lo deseas.

Cuando hayas encontrado el punto de sabor que te satisface, cuélalo y ponlo en recipientes de vidrio o guárdalo hasta que lo vayas a servir. Tira los huesos y las verduras.

Para servirlo, calienta el caldo y ponlo en un bol pequeño. Añádele los superalimentos de hierbas que te apetezcan. A mí me gustan especialmente el diente de león y la caléndula.

El caldo de huesos se conserva bien en la nevera hasta cuatro días y en el congelador puede estar hasta un año.

ACORTA EL TIEMPO DE HERVOR

Con una olla a presión, ¡se acorta el proceso de cocción del caldo de huesos de nueve horas a dos! Es una gran inversión para tu bienestar. Convertir un montón de huesos de sobras y verduras en 3 litros de un nutritivo y delicioso caldo de huesos en tan solo dos horas no tiene precio.

Conclusión

Te felicito por haber dado los primeros pasos para hacer que tu vida sea más armoniosa, agradable, con propósito y consciente. Aunque todavía no hayas puesto en práctica ninguna de las técnicas de este libro en tu vida cotidiana, el mero hecho de haberlo comprado demuestra tu voluntad de abrirte mentalmente para cambiar y tomar decisiones con más resolución. Como he dicho al principio, las dos tareas principales que debes realizar antes de tomar la decisión de cambiar son: ser más consciente de cómo vives y reconocer cuál es tu estado, a medida que va cambiando momento a momento.

Lo más importante que puedes hacer para mejorar —más que ninguna de las prácticas de este libro— es tomarte tu tiempo para escucharte a ti misma y a tu cuerpo. Date cuenta de qué es lo que necesitas en un momento dado. Observa cómo te sientes. Escucha las necesidades de tu cuerpo. Observa cuándo puedes liberarte de algo.

En nuestro mundo actual se nos enseña a estar siempre haciendo, haciendo y haciendo; a forzar, forzar y forzar, y a conseguir, conseguir y conseguir. Concédete un día, o incluso tan solo una hora, para ver si puedes sentir un poco más, tomar decisiones desde el corazón, saber que todos estamos conectados y dejar que sucedan las cosas. Practica elegir tu reacción, en vez de entregarte a un patrón inconsciente de estrés y control. Aprovecha la destreza de cabalgar por las olas de la vida, en vez de ir a contracorriente.

La diferencia entre controlar y entregarse es la misma que entre hacer y ser. Imagina un instante cómo sería dejar de ser un obstáculo en tu propio camino, entregarte a la energía femenina de ser y permitir que sucedan cosas extraordinarias en tu vida.

Elige estar más presente. Todas las respuestas que necesitas están dentro de ti y en el presente. Lo mismo que tu libertad, realización personal, conexión y alegría. La verdadera libertad está aquí: la libertad de la mente, del cuerpo, del corazón y del espacio.

El mejor médico está en tu interior. No hay sustituto para cultivar una práctica que sana, repone y relaja desde tu interior.

Agradecimientos

Estoy muy agradecida a todas aquellas personas que han contribuido a que mi sueño se hiciera realidad. Ha sido un verdadero honor tener la oportunidad de compartir estos conocimientos terapéuticos, a los que he dedicado toda mi vida de adulta, con lectoras de todo el planeta.

Gracias a mi increíblemente solidario esposo, Gus Roxburgh, y a nuestras sirenitas por creer en mí, por ser mis maestros y por respetar mi camino, propósito y pasión.

Gracias a mis mentores, a mis clientes, a mi armoniosa tribu repleta de buenas vibraciones, a mis amistades y a mi familia por apoyarme, amarme y confiar en mí, y por los consejos que me habéis dado en el camino.

Gracias a Emmy Rossum por compartir su experiencia para inspirar un cambio de perspectiva y motivar a muchas otras personas a que sientan más armonía y poder personal.

Gracias a Leah Miller, mi fabulosa y experta editora, por su orientación específica, y al maravilloso equipo de Hachette y Grand Central Publishing.

Gracias también a Elise Loehnen, a Kiki Koro, a la visionaria Gwyneth Paltrow y a todo el equipo de *Goop* por ofrecerme una plataforma como la suya, para compartir este conocimiento que refuerza nuestro poder personal. Estaré eternamente agradecida a mi querida amiga Michele Promaulayko por descubrirme, desvelar mi talento y ofrecerme, tiempo atrás, escribir mi primer artículo en la revista *Women's Health*.

Mil gracias a mi increíble agente literaria Coleen O'Shea por ayudarme a navegar por el mágico mundo editorial y proporcionarme las «herramientas» para compartir este conocimiento. Mil gracias también a la superprofesional Nikki van Noy por ayudarme a transmitir este conocimiento con las palabras correctas, para que fuera un lenguaje sencillo, organizado y directo. Sin estas personas de talento y generosidad extraordinarios, este libro no habría sido posible.

Mi sincero agradecimiento a la excelente fotógrafa Annie McElwain por tomar las inspiradoras y útiles imágenes de este libro.

Mi sincero agradecimiento a mis queridos y leales clientes por creer y confiar en mí. Os estoy muy agradecida por permitirme ser más creativa y desarrollar este programa con vuestra ayuda, y por supuesto, ¡por permitirme probar mis teorías con vosotros! Estoy haciendo lo que hago con la pasión y la certeza de que este programa funciona, gracias a vuestro constante apoyo, entusiasmo y ánimo.

Gracias a Dan, Steve y Aimee por enseñarme integración estructural en la New School of Structural Integration. Gracias a Stacy Vargas y Sara Dacklin por inspirarme y enseñarme el pilates auténtico y puramente clásico.

Gracias a Sam Esmail, Baron Davis, Jarret Stoll, Molly Sims, Sarah Brokaw, Sophia Bush, Jenni Kayne, Melissa Rauch y Gabby Reece por sus consejos y apoyo durante el proceso de escribir este libro.

Gracias a mi padre y a Christie, a mi hermana Lindsey y al resto de mi familia y amigos por aguantar mi ambición y determinación.

También quiero recordar a mi queridísima madre, cuya audaz batalla contra el cáncer, que comenzó cuando yo era adolescente, me aportó la motivación para dedicar mi vida a explorar este camino de la salud y del bienestar.

Índice temático

A

Aceptación 15, 116, 141, 160, 161
Acidez 106
Acupuntura 36, 158
Agarrotamiento 17, 36, 65, 203
Alcalinidad 106
Alimentos fermentados 123
Alimentos que sanan
    el corazón y los hombros 181
    el core profundo 123
    el core superior 149
    el suelo pélvico 94
Alimentos ricos en proteínas 94
Amatista 208
Ámbar 147
Amor romántico 161, 172
Anatomía del espíritu 21, 160
Ansiedad 12, 13, 14, 16, 17, 35, 90, 104, 108, 113, 129, 140, 154, 155, 158, 175, 176
Apertura de piernas (split) lateral con rotaciones 77
Apertura lateral con una sola pierna y flexión lateral del tronco 78
Apretar los dientes 189
Arco de apertura del corazón 169
Armonía 14, 24, 28, 49, 53, 101, 102, 217
Aromaterapia
    para el corazón y los hombros 178
    para el core profundo 120
    para el core superior 146
    para el suelo pélvico 90
    para la cabeza 207
    para le suelo pélvico 90
Autodefensa, clases de 139
Ayurveda 201

B

Balón blando 26, 74, 75, 76, 77, 87, 108, 109, 111, 112, 118, 143, 174, 186
Baño
    con leche y miel 117
    de belleza con leche y miel 117
    de bosque 83
    de la diosa del amor 174
    de sal marina y artemisa 86
    purificador ceremonial 202
    revitalizante 142
Body Sphere 74
Brazo en posición ala de avión 167

C

Cabeza
    superpoder de la conexión a través de la 205
    terapias alternativas para la 207
    y la salud holística 189
Calcio 93, 95, 181, 183
Calcita naranja 121
Caldo de huesos
    con raíces rejuvenecedoras 95
    Nutritivo caldo de huesos con cúrcuma 213
Caldo para calmar el estómago 125
Caldo para equilibrar la energía 151
Caldos 56, 183, 213
    vegetal para el corazón 183
Cáncer de mama 177
Cantar 141, 201, 202
Centros de poder 36, 37, 46, 49, 50, 88, 192
    Centro de poder del core profundo 97
    de la cabeza 211
    del core profundo 97
    del core superior 127
Chakra
    de la coronilla 190, 192, 204
    de la garganta 191, 208
    del corazón 56, 160, 161, 179
    del plexo solar 132
    del sacro 102, 115
    del tercer ojo 208
    raíz 22, 34, 50, 70, 82, 91, 95
Chi 36, 65, 70, 84, 202, 205

Chocolate negro 180
Ciclo lunar 83
Ciclos de la tierra 83
Círculos con la columna erguida 76
Citrino 147
Cocina consciente 84
Compasión 160, 161, 177, 178, 179, 206
Comunicación 4, 47, 60, 191, 206, 208
Conciencia 16, 18, 19, 20, 26, 32, 33, 35, 36, 41, 42, 47, 51, 61, 66, 100, 101, 113, 115, 119, 121, 134, 143, 144, 186, 189, 192, 204, 208
Conexión
　con el suelo pélvico 189
　craneosacral 40, 193, 194, 198
　cuerpo-mente 21, 23, 32, 45, 52, 61, 119
　cuerpo-mente-corazón 21
　del suelo pélvico 32
Confianza en sí misma 62, 127, 141, 150
Congestión
　del core superior 135
　en el pecho 156
　en las zonas de unión 69
　estancada 89
　física y emocional 36
Core pélvico 26, 34
Core profundo 24, 36, 55, 63, 97, 98, 99, 100, 101, 102, 103, 104, 105, 108, 111, 112, 113, 115, 117, 119, 120, 121, 122, 123, 131, 133, 144, 164, 175
Cornalina 121
Cortisol 13, 71, 72, 105, 106, 113, 141, 180, 202
Crea a la pareja de tus sueños 172
Cuarzo
　ahumado 90
　blanco 208
　limón 147
　rosa 179
Cuerpo-mente, conexión 21, 23, 32, 45, 52, 61, 119
Cúrcuma 122, 149, 211, 213

D

Dar a luz 25, 26
Darte placer 116
Date un abrazo 165
Desarrollar el superpoder al máximo 55
Desbloqueo
　de la cabeza y del cuello con puente 195

del corazón con el estiramiento del cisne 168
del cuello y de la mandíbula de costado 197
de los temporales 200
del suelo pélvico y de la mandíbula 198
Descarga de la cadera 79
Desconexión 55, 178
Desequilibrio 46, 60, 98, 102, 127, 128, 129, 154, 161, 186
Diafragma 12, 74, 82, 99, 110, 128, 129, 130, 131, 132, 133, 134, 135, 136, 138, 141, 143, 144, 164
Diosa del amor, baño de la 174
Diosa, elixir de la 95
Diosa verde, tónico de la 182

E

Ego 146
Ejercicios
　Alineación del manguito rotador 167
　Apertura de piernas (split) lateral con rotaciones 77
　Apertura lateral con una sola pierna y flexión lateral del tronco 78
　Arco de apertura del corazón 169
　Brazo en posición ala de avión 167
　Círculos con la columna erguida 76
　Date un abrazo 165
　Desbloqueo craneosacral 198
　Desbloqueo de la cabeza y del cuello con puente 195
　Desbloqueo del corazón con el estiramiento del cisne 168
　Desbloqueo del cuello y de la mandíbula de costado 197
　Desbloqueo de los temporales 200
　Desbloqueo del suelo pélvico y de la mandíbula 198
　Descarga de la cadera 79
　Extensión de la zona media alta de la espalda 136
　Extensión de los músculos isquiotibiales 77
　Extensión y flexión del cuello 196
　Extensión y flexión sentada 75
　Fusión del abdomen medio con torsión 109
　Masaje de la zona lumbar 80
　Masaje del diafragma 135
　Masaje del psoas 111
　Masaje para deshincharse 110

Masaje pectoral con balanceo 169
Postura de entrega en extensión 138
Respiración abdominal con control y relajación 108
Respiración costal 137
Rodar sobre el balón en la zona alta de la espalda 137
Rodar sobre el hombro frontalmente 166
Rodar sobre el sacro 111
Sentada en tu espacio sagrado 74
Sentadilla profunda 80
Sientate sobre los talones 81
Tirones de orejas 199
Torsión de cuello 196
Ejercicios respiratorios
  Oxigena tu cabeza 200
  Oxigena tu suelo pélvico 82
  para eliminar toxinas del core profundo 112
  Respiración abdominal con control y relajación 108, 109
  Respiración costal 137
  Respiración para el corazón 170
Elixir
  de kéfir burbujeante estimulante 124
  de la iluminación 212
  para activarte 150
  Tónico de la diosa verde 182
Embarazo 25, 63
Emociones 15, 18, 19, 21, 22, 33, 37, 38, 47, 48, 49, 52, 69, 70, 72, 89, 90, 92, 97, 98, 100, 101, 113, 115, 120, 129, 157, 158, 159, 161, 162, 164, 171, 173, 179, 185, 187, 202, 204, 205, 206
  negativas 90, 158, 171
Endorfinas 181, 201
Energía
  bloqueada 82, 111, 157
  estancada 92
Energía vital (chi) 36, 37, 48, 49, 50, 56, 65, 70, 84, 130, 191
Enzimas digestivas 123, 150
Epigenética 71
Escucharte a ti misma y a tu cuerpo 215
Esmeralda 179
Especias 94, 149
Estado natural 38, 189
Estómago 98, 101, 112, 120, 124, 125, 129, 131
Estrés 5, 13, 15, 17, 18, 20, 22, 23, 25, 27, 28, 29, 34, 38, 39, 40, 41, 42, 48, 51, 60, 61, 62, 64, 67, 71, 72, 73, 74, 83, 90, 98, 100, 105, 106, 112, 114, 123, 124, 128, 130, 131, 133, 134, 135, 142, 143, 144, 145, 156, 158, 160, 161, 162, 163, 164, 165, 175, 179, 180, 181, 192, 193, 194, 202, 204, 207, 212, 215, 225
  emocional 160, 163, 164
Extensión de la zona media alta de la espalda 136
Extensión de los músculos isquiotibiales 77
Extensión y flexión del cuello 196
Extensión y flexión sentada 75

F

Fascia 12, 14, 20, 23, 32, 108, 109, 132, 154, 156, 186, 189, 190, 193, 225
Fatiga 25, 39, 100, 113, 147
Filosofía oriental 49, 50
Fluidez 18, 20, 28, 38, 62, 67, 87, 88, 115, 145, 146
Fuente universal 192
Fusión del abdomen medio con torsión 109

G

Gardenia 180
Gemoterapia
  para el corazón y los hombros 179
  para el core profundo 121
  para el core superior 147
  para el suelo pélvico 90
  para la cabeza 208
Glándula(s)
  pineal 191, 192, 212
  pituitaria 191
  suprarrenales 100, 102, 129, 151
  tiroides 188, 191, 200, 209, 211
Goop 23, 217
Grasa abdominal 39
Gratitud 15, 17, 25, 84, 161, 164, 170, 171, 172, 178
Gravedad 11, 119, 159, 162, 175, 187
Gua sha 202

H

Hábitos 15, 19, 20, 73, 102, 106, 135, 165, 194
Hematita 90
Hierro 93, 181
Higiene del estrés de la cabeza, el cuello y

la mandíbula 194
Holística
  centro de poder de la cabeza 185
  centro de poder del corazón y los hombros 153
  centro de poder del core profundo 97
  centro de poder del core superior 127
  centro de poder del suelo pélvico 59
Hormonas 37, 39, 42, 93, 124, 149, 191, 212
Humor 140, 141, 173

I

Incontinencia 23, 26, 63, 72
Inflamación 14, 17, 29, 39, 51, 98, 101, 103, 104, 105, 106, 108, 157, 174, 209
Instinto visceral 120
Intestino-cerebro, conexión 104
Intestinos 101, 119
Intuición 47, 62, 98, 100, 108, 118, 119, 120, 121, 159, 173, 204
Ira 90, 156, 157, 158, 171

J

Jade 179
Jardinería 83, 98, 140
Jaspe rojo 90
Jazmín 178

K

Kundalini 36

L

Lapislázuli 208
Lenguaje
  consciente 206
  corporal 159
Libertad 18, 55, 57, 89, 119, 141, 161, 187, 205, 216
Limpieza energética 92
Líquido cefalorraquídeo 186, 188, 193
Lota 201
Lucha o huida 23, 28, 38, 40, 100, 105, 113, 186

M

Maca 124, 148
Magnesio 93, 95, 114, 123, 124, 174, 180, 181, 203, 210
Mandíbula 32, 33, 37, 47, 65, 68, 87, 133, 139, 161, 186, 188, 189, 190, 192, 193, 194, 197, 198, 199, 200, 201, 202, 203, 204, 205
Manguito rotador, alineación del 167
Mantra y visualización
  para el core profundo 117
  para el core superior 143
  para el suelo pélvico 87
  para la cabeza 203
  para los hombros 174
Masaje
  de la zona lumbar 80
  del diafragma 135
  del psoas 111
  del tejido profundo 193
  para deshincharse 110
  pectoral con balanceo 169
Masturbación 116
Medicina del movimiento
  para el corazón y los hombros 165
  para el core profundo 108
  para el core superior 135
  para el suelo pélvico 73
  para la cabeza 195
  y el trabajo respiratorio 51
Meditación 19, 54, 55, 113, 194
Mente consciente 19
Metabolismo 14, 33, 37, 98, 102, 112, 114, 118, 128, 129, 131, 132, 150, 151, 189, 191, 211
Miedo 13, 15, 28, 29, 40, 67, 127, 134, 139, 154, 156, 162, 164, 171, 175, 176, 188, 205
Minerales
  para el corazón y los hombros 180
  para el core profundo: magnesio 123
  para el suelo pélvico 93
  para la cabeza 210
Música 116, 141, 201
Myss, Caroline 21, 160

N

Nervio vago 101, 104, 108, 118, 134, 192
Nutritivo caldo de huesos con cúrcuma 213

O

Occipital, hueso 188, 190, 204
Ojo de tigre 147

Olla a presión 214
Omega 3 181
Ondas cerebrales 19
Orégano 148
Oxigena
  tu cabeza 200
  tu suelo pélvico 82
Oxitocina 201

P

Palo santo 179
Pareja ideal 53, 155, 173
Parto 25, 26, 27, 64
Pensamientos 19, 21, 97, 114, 163, 173, 204
Perdón 160, 171, 177, 178
PH, niveles de 106, 107
Pitra dosh 71
Plantas medicinales
  para el corazón y los hombros 180
  para el core profundo 122
  para el core superior 148
  para el suelo pélvico 92
  para la cabeza 209
Plexo solar 129, 132, 140
  chakra del 132
Poder personal 7, 18, 37, 39, 48, 49, 52, 55, 56, 62, 88, 89, 143, 145, 147, 151, 187, 217
Presencia 19, 33, 52, 54, 73, 88, 119, 134, 139, 145, 146, 207
Protracción, hombros en 156
Psoas 99, 100, 101, 109, 111, 118, 119
Pulmones 82, 111, 112, 129, 130, 131, 132, 133, 136, 137, 138, 143, 146, 148, 151, 176, 195

R

Raíz, chakra 22, 34, 50, 70, 82, 91, 95
Raíz, conexión con la 50
Recetas
  Caldo de huesos con raíces rejuvenecedoras 95
  Caldo para calmar el estómago 125
  Caldo para equilibrar la energía 151
  Caldo vegetal para el corazón 183
  Elixir de kéfir burbujeante estimulante 124
  elixir de la diosa 95
  Elixir de la iluminación 212
  Elixir para activarte 150
  infusión de limón, hinojo y jengibre 122
  Nutritivo caldo de huesos con cúrcuma 213
  Tónico de la diosa verde 182
  Tónico para estimular la confianza en ti misma 150
  Tónico para la cabeza 211
  Tónico para la sensualidad 124
  Tónico reequilibrador de la raíz 94
Recibir amor 55, 153, 155, 172, 174, 176
Relaxina 25
Resentimiento 47, 153, 156, 158, 164, 171, 175, 176, 177, 178, 179
Respiración
  abdominal con control y relajación 108, 109
  aire fresco 114, 170
  costal 137
  para el corazón 170
  respiraciones profundas 132
Responsabilidad 42, 145, 156, 173, 207
Risa 13, 141
Ritmo circadiano 113
Rodar
  sobre el balón en la zona alta de la espalda 137
  sobre el hombro frontalmente 166
  sobre el sacro 111
Romero 142, 149

S

Sacro 40, 66, 97, 102, 108, 111, 112, 115, 188, 198
  chakra del 102, 115
Salud
  emocional 21, 32
  física 21, 90, 102, 130, 131
  holística 23, 34, 35, 46, 47, 56, 69, 101, 131, 158, 189
Salvia 92, 202, 203
sanación holística 21, 49
Semillas de hinojo 96, 122, 209
Senos nasales 189, 201
Sensualidad, superpoder de la 97, 118, 119
Sentada en tu espacio sagrado 74
Sentadilla profunda 80
Serotonina 104, 141, 181
Sexo 63, 66, 120
Siéntate sobre los talones 81
Sistema inmunitario 33, 39, 43, 102, 104, 114, 122, 125, 150, 157, 160, 183, 209, 211, 212, 213

Sistema linfático 12, 157
Sistema nervioso 32, 39, 40, 61, 65, 72, 85, 87, 93, 108, 123, 130, 134, 142, 145, 147, 162, 163, 175, 186, 188, 193, 194, 202, 204, 209, 210
   autónomo 130, 209
Sol 114, 140, 149
Subconsciente 19, 20, 91, 121, 191
Suelo pélvico 7, 11, 12, 17, 20, 22, 23, 24, 25, 26, 27, 28, 29, 31, 32, 33, 34, 35, 37, 38, 39, 40, 46, 51, 55, 59, 60, 61, 62, 63, 64, 65, 66, 67, 68, 69, 70, 72, 73, 74, 75, 81, 82, 83, 85, 87, 88, 89, 90, 91, 92, 93, 94, 95, 96, 103, 111, 112, 115, 116, 117, 118, 119, 130, 133, 144, 161, 162, 163, 164, 170, 174, 175, 186, 189, 192, 198, 199, 225
Sueño 86, 105, 114, 129, 148, 191, 202, 210, 217
Superpoder del amor 153, 176
Superpoderes 29, 34, 37, 55
   de la conexión 185
   de la confianza en ti misma 127
   del amor 153
   de la sensualidad 97
   del despertar 59
Suprarrenales, glándulas 100, 102, 106, 118, 129, 151

T

Tejido conjuntivo 18, 20, 96, 99, 105, 108, 162
Tensión 12, 14, 15, 16, 17, 18, 21, 22, 26, 27, 29, 33, 36, 38, 40, 41, 42, 43, 61, 62, 63, 65, 66, 67, 68, 69, 74, 82, 87, 100, 103, 104, 108, 118, 119, 128, 131, 134, 135, 138, 144, 146, 155, 156, 161, 162, 163, 164, 165, 175, 176, 188, 189, 190, 193, 195, 200, 201, 202, 203, 207, 225
Terapia de conversación 49, 205
Terapias alternativas
   para el corazón y los hombros 178
   para el core profundo 120
   para el core superior 146
   para el suelo pélvico 90

   para la cabeza 207
Tiempo para mí 54
Tiroides, glándula 188, 191, 200, 209, 211
Tirones de orejas 199
Tónicos
   de la diosa verde 182
   para estimular la confianza en ti misma 150
   para la cabeza 211
   para la sensualidad 124
   reequilibrador de la raíz 94
Torsión de cuello 196
Traumas 12, 38, 64, 70, 163
Tulsi 180
Tulsi (albahaca sagrada), infusión de 180
Turmalina
   amarilla 147
   rosa 121
Turquesa 208

V

Vago, nervio 101, 104, 108, 118, 134, 192
Verduras 56, 85, 93, 96, 183, 184, 212, 213, 214
Vientre 60, 62, 63, 68, 98, 100, 103, 104, 106, 108, 112, 118, 119, 120, 122, 123, 144
Visualización
   para el core profundo 117
   para el core superior 143
   para el suelo pélvico 87
   para la cabeza 203
   para los hombros 174
Vitamina
   B12 183, 210
   C 93
   D 140, 149
   para el core superior 149

Y

Yang, energía 84
Yin, energía 84, 85
Ylang-ylang 120

Sobre la autora

Lauren Roxburgh (Lo Rox), cuyo apodo es «Susurradora del cuerpo», es una de las expertas más cotizadas del mundo en alineación corporal, fascia y bienestar, y es autora de varios superventas, creadora de la línea de productos terapéuticos Lo Rox Aligned y fundadora del Align Life Studio. Lo tiene formación en diversas modalidades de sanación, entre las que se encuentran la integración estructural, el pilates, la ciencia del ejercicio, el entrenamiento atlético y el yoga. Su método empodera todo nuestro ser, eliminando bloqueos en el cuerpo físico y en el emocional. Su sistema ayuda a alinear, esculpir y adelgazar zonas densas, gruesas y congestionadas, y remodela nuestro cuerpo. Este método, en última instancia, te enseña una nueva forma de cuidar de ti misma, liberando el estrés y los miedos, respirando más profundo, relajando la tensión y el dolor, reforzando el *core* y los músculos intrínsecos, rejuveneciendo el suelo pélvico y ayudándote a expandirte y a convertirte en tu mejor versión.